「十三五」国家重点图书出版规划项目

中医古籍名家

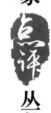

点评丛书

总主编 ◎ 吴少祯

清·周学海 ◎ 撰

盛增秀 ◎ 主审

李晓寅 ◎ 点评

形色外诊简摩

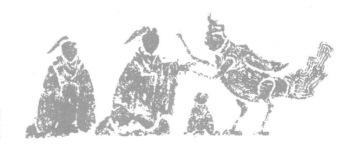

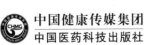

中国健康传媒集团

中国医药科技出版社

图书在版编目（CIP）数据

形色外诊简摩／（清）周学海撰；李晓寅点评．—北京：中国医药科技出版社，2020.6

（中医古籍名家点评丛书）

ISBN 978 – 7 – 5214 – 1696 – 1

Ⅰ.①形…　Ⅱ.①周…②李…　Ⅲ.①中医诊断学－中国－清代　Ⅳ.①R241

中国版本图书馆 CIP 数据核字（2020）第 058501 号

美术编辑　陈君杞

版式设计　南博文化

出版　**中国健康传媒集团** | 中国医药科技出版社

地址　北京市海淀区文慧园北路甲 22 号

邮编　100082

电话　发行：010 – 62227427　邮购：010 – 62236938

网址　www.cmstp.com

规格　710 × 1000mm $^1/_{16}$

印张　10

字数　135 千字

版次　2020 年 6 月第 1 版

印次　2020 年 6 月第 1 次印刷

印刷　三河市百盛印装有限公司

经销　全国各地新华书店

书号　ISBN 978 – 7 – 5214 – 1696 – 1

定价　**30.00 元**

获取新书信息、投稿、为图书纠错，请扫码联系我们。

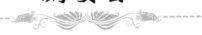

⚙ | 出版者的话

　　中医药是中国优秀传统文化的重要组成部分之一。中医药古籍中蕴藏着历代名家的思维智慧与实践经验。温故而知新，熟读精研中医古籍是当代中医继承、创新的基石。新中国成立以来，中医界对古籍整理工作十分重视，因此在经典、重点中医古籍的校勘注释，常用、实用中医古籍的遴选、整理等方面，成果斐然。这些工作在帮助读者精选版本、校准文字、读懂原文方面发挥了良好的作用。

　　习总书记指示，要"切实把中医药这一祖先留给我们的宝贵财富继承好、发展好、利用好"，从而对弘扬中医药学、更进一步继承利用好中医药古籍提出了更高的要求。为此我们策划组织了《中医古籍名家点评丛书》，试图在前人整理工作的基础上，通过名家点评的方式，更进一步凸显中医古代要籍的学术精华，为现代中医药的发展提供借鉴。

　　本丛书遴选历代名医名著百余种，分批出版。所收医药书多为传世、实用，且在校勘整理方面已比较成熟的中医古籍。其中包括常用经典著作、历代各科名著，以及古今临证、案头常备的中医读物。本丛书致力于将现有相关的最新研究成果集于一体，使之具备版本精良、校勘细致、内容实用、点评精深的特点。

参与点评的学者，多为对所点评古籍研究有素的专家。他们学验俱丰，或精于临床，或文献功底深厚，均熟谙该古籍所涉学术领域的整体状况，又对其书内容精要揣摩日久，多有心得。本丛书的"点评"，并非单一的内容提要、词语注释、串讲阐发，而是抓住书中的主旨精论、蕴含深义、疑惑谬误之处，予以点拨评议，或考证比勘，溯源寻流。由于点评学者各有专擅，因此点评的形式风格也或有不同。但其共同之点是有益于读者掌握、鉴识所论医籍或名家的学术精华，领会临床运用关键点，解疑破惑，举一反三，启迪后人，不断创新。

我们对中医药古籍点评工作还在不断探索之中，本丛书可能会有诸多不足之处，亟盼中医各科专家及广大读者给予批评指正。

中国医药科技出版社

2017年8月

❀ | 余序

　　作为毕生研读整理、编纂古今中医临床文献的一员，前不久，我有幸看到张同君编审和全国诸多相关教授专家们合作编撰《中医古籍名家点评丛书》的部分样稿。感到他们在总体设计、精选医籍、订正校注，特别是名家点评等方面卓有建树，并能将这些名著和近现代相关研究成果予以提示说明，使古籍的整理探索深研，呈现了崭新的面貌。我认为这部丛书不但能让读者系统、全面地传承优秀文化，而且有利于加强对丛书所选名著学验主旨的认识。

　　在我国优秀、靓丽的文化中，岐黄医学的软实力十分强劲。特别是名著中的学术经验，是体现"医道"最关键的文字表述。

　　《礼记·中庸》说："道也者，不可须臾离也。"清代徽州名儒程瑶田说："文存则道存，道存则教存。"这部丛书在很大程度上，使医道和医教获得较为集中的"文存"。丛书的多位编集者在精选名著的基础上，着重"点评"，让读者认识到中医药学是我国优秀传统文化中的瑰宝，有利于读者在系统、全面的传承中，予以创新、发展。

　　清代名医程芝田在《医约》中曾说："百艺之中，惟医最难。"特别是在一万多种古籍中选取精品，有一定难度。但清代造诣精深的名医尤在泾在《医学读书记》中告诫读者说："盖未有不师古而有济于今者，亦未有言之无文而能行之远者。"这套丛书的"师古济今"十分昭著。中国医药科技出版社重视此编的刊行，使读者如获宝璐，今将上述感言以为序。

中国中医科学院

余瀛鳌

2017年8月

目录 | Contents

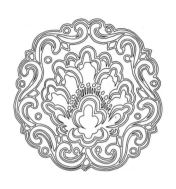

全书点评 | ◉

　　《形色外诊简摩》，诊断学著作，清代医家周学海撰，为《周氏医学丛书》之一，共上、下两卷，刊于光绪二十年（1894）仲冬。全书以望诊为主，闻诊、问诊为辅。上卷专论望形，首叙形诊总义，次叙生形、病形以及络脉形态等；下卷专论望色，包括面色、目色、舌色等，并附录闻诊、问诊内容。书中广征历代望诊文献，并参己见，条分缕析，颇切实用。其中"舌质舌苔辨""舌苔有根无根辨"两篇医论，阐述尤为精要。现代医家任应秋曾评曰：此两篇"皆望舌中的最根本功夫"。本次整理的底本取自浙江省中医药研究院图书馆藏《周氏医学丛书》池阳周氏福慧双修馆刻本。

一、作者与成书背景

　　周学海（1856—1906），字澂之，号健之，清安徽建德（今安徽省东至县）人。周氏出身官宦门第，生而好学，自幼入塾，早年沉酣经史词章之学，于光绪十八年（1892）中进士，任补内阁中书，后又出任浙江候补道、江南扬州府粮捕、河务水利同知等，诰授通议大夫三品衔。中年后，因积劳多病而潜心医学。周氏读书治学极为严谨精博，在临床实践中，能学以致用，运用所学的医理指导临证治疗，在江淮间为官之际，时常于政务之间行医治病，对疑难病症的治疗颇为得心应手。在学术上，周氏多宗张璐、叶天士，故于临证时每取张氏学说，并参己见。周氏十分重视理论与实践相结合，加之其丰富的临床经验，因而对于诊法理论体会最为深刻，尤其擅长脉诊，其学术思想集中体现在其所编撰的《脉学四种》《脉义简摩》《脉简补义》《诊家直诀》等著作中，对中医诊断学的发展做出了巨大贡献，作为清代名医收载入《清史稿》列传。

周氏认为，丛书可使"古人苦心良法，得以类聚而不朽"，然须校雠精审，故其集大半生精力，辑名医之书，扬众家之长，阐个人之见，历三十年而成《周氏医学丛书》，凡三集32种。初集首刻于清光绪十七年（1891），至清宣统三年（1911）终得大成，历时二十载，由安徽建德福慧双修馆雕版刊行。初集为周氏校勘的医著共12种；二集、三集则为周氏所著及其评注的医书，其中周氏所撰9种，评注11种。丛书内容广泛，校勘精细，切于实用。其中《形色外诊简摩》一书，以望诊为本，论述精详，颇多创见，堪称与《望诊遵经》共同体现了我国近代中医望诊的最高水平。

二、主要内容特点和学术思想

1. 学宗《内经》，博阅群书

周氏认为："《内经》言之至精且详，《难经》《中藏经》《脉经》《千金方》《翼方》所述扁鹊、华佗诸法，亦皆明切适用。"故编撰《形色外诊简摩》时，"《内经》三诊之文全在，《难经》以下，择其切要，能补《内经》未备者收之"。周氏为匡正时医"详于脉而略于（望、闻、问）三者"之积习，博览群书，对《内》《难》以来二十余部医籍中有关望诊的精辟论述，去芜存菁，分类析理，著成本书。

周氏辑录众书，亦有所侧重，有所取舍：他对《内经》诊法尤为推崇，因而将其中涉及望诊、闻诊、问诊的文句悉数收录；对于《中藏经》《脉经》《伤寒论》《千金方》等医籍，则有针对性地列专篇收录。对于一些存疑或难以理解之处，周氏则在按语中根据自身临证体悟加以解析评议，颇具启发意义。值得一提的是，周氏的评点参以己见，持论中允，体现了他实事求是的严谨学风。

2. 四诊合参，互为主辅

周氏在脉诊方面造诣颇深，著有《脉义简摩》《脉简补义》《诊家直诀》《辨脉平脉章句》《重订诊家直诀》等脉学著作，堪称清代脉学大家。但周氏并不独尊脉诊，反而不满于前人往往重于脉诊而略于望、闻、问之风气，特撰《形色外诊简摩》以纠时弊。而望、闻、问三法之中，周氏尤重望诊。望诊大体可分为色诊和形诊，历代医家详于色诊，而周氏却另辟蹊径，将形诊置于卷上先加论述；下卷则专论色诊，由《内经》阐发医理，并兼取各家之长。

周氏认为四诊之于临证，不应墨守孰轻孰重、孰先孰后之陈规，"夫望闻问，有在切之先者，必待切以决其真也；有在切之后者，指下之疑，又待此以决其真也"。四诊应当相互补充印证，"三法之与切脉，固互为主辅矣"。

3. 推崇面诊，重视舌诊

中医历来重视面部望诊，《内经》即有明堂诊法的论述，之后历代医家多有补充发挥，周氏也对此法尤为推崇，并有所创新。《形色外诊简摩》中面部分候脏腑理论承自《灵枢·五色》，但其面部分区与所候脏腑的关系，较前代医家都不相同。周氏在系统考证《内经》原文的基础上，重新绘制了面部脏腑肢节分位图，确定了各部位名称和所对应的脏腑名称。其中，人中部候大肠、唇周候肾的划分法是对《内经》面部脏腑分候理论的突破。另外，周氏还将气化神明理论运用于面部色诊，指出："病在筋者，视筋络之部；病在脉者，视脉络之部；病在气化者，视气化之部；病在神明者，视神明之部，知此则分部之法虽各不同，而皆各适其用矣。"

舌诊历史悠久，在中医诊断学中占有重要地位，其理论肇始于《内经》时期，至明清已发展至鼎盛，各种有关舌诊的著作也层出不穷。周氏在《形色外诊简摩》中选取了陶节庵、胡玉书、张石顽、叶天士等伤寒温病大家的经验，辅以己见，对舌诊进行了详细的阐释。对于"胎""苔"之辨，周氏于"杂病舌苔辨证篇"中援吴鞠通之说，并设"舌质舌苔辨"和"舌苔有根无根辨"专篇，论述苔质之别、舌苔之真假与有根无根，可见对舌诊的重视。值得注意的是，书中所辑舌诊论述并不囿于门户，而是伤寒温病医家理论兼收，客观全面地展示了当时舌诊理论的水平成就，极具临床参考价值。

4. 纲目清晰，切合实用

《形色外诊简摩》共收录《内经》《难经》《中藏经》《脉经》《伤寒杂病论》《备急千金要方》《千金翼方》以及《内外伤辨惑论》《张氏医通》《温热论》《温病条辨》等二十余部医籍的诊法相关内容，但得益于周氏的系统整理编排，全无杂乱之感。全书按纲目编排，以形、色为纲，上卷论形，下卷论色。形诊下设生形、病形、络脉形色三目；色诊下设面色、目色、舌色及杂法；附录闻诊、问诊于末篇。引文出处均以小字标注，同篇内引文按年代排序，条理清晰，一目了然。既方便读者查阅，也适用于揣摩学习。

而且对于历代医家论述的辑录，周氏皆本着"考之于古而有所本，反之于身而有可信，征之于人而无不合，施之于病而无不明"的原则，所摘内容，不仅范围广泛，而且议论皆精，紧密联系临床实际，适当辅以临证治法，具有较强的临床指导意义，实乃后世临证不可多得的参考资料。

三、学习要点

1. 全面把握作者学术贡献

《形色外诊简摩》一书，可谓是对历代医家诊法详于脉诊而略于望、闻、问诊的一次必要补充，但周氏之学并不局限于望诊，其对中医学的贡献体现于四个方面：其一，临证重视四诊合参：周氏认为四诊之于临证，不应固执先后轻重之陈规，而当互为补充，《形色外诊简摩》书中，也并非独论望诊，附篇中对闻诊、问诊亦作论述，认为望诊同时当参合脉象，辅以闻问。其二，精研脉学，深求脉理：周氏于脉学，更是颇多发挥，堪称大家，著有《脉义简摩》《脉简补义》《诊家直诀》《辨脉平脉章句》《重订诊家直诀》5 种脉学专著，并提出以位、数、形、势、微、甚、兼、独八项作为辨脉纲领，以及"先求其分，再求其合"的脉诊学习方法，郭霭春谓其作"是《脉经》以后脉学名著"。其三，校刊评注古医籍：本书出自《周氏医学丛书》，全书校雠精审，一方面不难看出周氏在古籍整理校勘方面颇具功底，另一方面周氏"所据多宋元旧椠、藏家秘籍"，研究价值极高，对中医古籍文献的整理与保存多有贡献。其四，集中医理论之大成：周氏之作"引申旧说，参以实验，多心得之言"，且"实事求是，不取依讬附会"。遍阅中医经典及各家著作同时，亦参考了19世纪末西方医学著述，并提出许多创见，促进了中医学的发展。

2. 辨证对待作者学术成就

周氏汇萃百家名论，且折衷众说，赅博精详，点评贴切公正，并结合临证经验参以己说，切于实用，颇具参考价值。但本书以继承为主，采诸他人者多，自身体悟相对太少，对收录的部分难以理解的原文也未作详细阐释辨析，是为缺憾。有部分章节因辑录内容繁多错杂，难以细分，不免有重复杂糅之处，如"卷上"中"形诊"部分，除望诊外，还有更多问诊、闻诊内容，阅读时还需留意。另外因时代背景和科学水平的局限，书中部分内容尚缺乏科学依据，为保持书籍原貌，在整理时未作处理，对其或挖掘研究，或直接摒弃，则需要读者秉持"去芜存菁"的态度，在临床实践中进行检验。

李晓寅
2019 年 2 月

自序 | ◉

　　四诊以望居首，以切居末者，医师临诊之次第，非法之有轻重缓急也。前人每谓切脉为末，三诊为本，及其著书立说，又详于脉而略于三者。明·李言闻①著《四诊发明》，无传本。欲求四诊之全书，戛戛②乎其不可得。学海初尝致力脉法，临诊略能测人血气之寒热虚实矣，四诊未全，尚多隔阂。夫望闻问，有在切之先者，必待切以决其真也；有在切之后者，指下之疑，又待此以决其真也。三法之与切脉，固互为主辅矣。

　　三法之中，又望为主，而闻问为辅。古人洞见五脏症结，即操此术也。《内经》言之至精且详，《难经》《中藏经》《脉经》《千金方》《翼方》所述扁鹊、华佗诸法，亦皆明切适用。自是以后，立说者不过约撮大概，诠释古义，且不能全。是编也，《内经》三诊之文全在，《难经》以下，择其切要，能补《内经》未备者收之。至于伤寒、温病之舌法，陶节庵、叶天士两家为最著，以其所言，皆其所亲见而施验也。

---

① 李言闻：明代医家。字子郁，号月池，湖北蕲春人，李时珍之父。
② 戛戛(jiá 夹)：形容困难、费力。

杜青碧①之《金镜录》三十六法，张诞先②之《舌鉴》一百二十法，各有专书，无烦摘录焉。署曰《形色外诊简摩》，以望为三诊之本，故特详也。闻、问事少，附见末篇。将以质世之知者。

甲午仲冬澂之

【点评】望、闻、问、切四诊合参的思想，早在《难经》中就已明确提出，但明清以前的历代医家临证往往独尊脉诊，宋元时期望诊虽有所发展，但仅重望色，以致脉诊成为中医诊断学中一枝独秀的主流。这种局面直至明清时期才得到扭转，许多明清医家对于独重脉诊的现象提出了严肃的批评，如汪石山尝谓："惟以切而知之为能，其余三事，一切置之不讲，岂得谓知医乎？"当时医家对四诊合参的重要性做了系统深入的论述，许多问诊、闻诊的专论及望诊专著相继问世，四诊并重方得以真正实现。其中望诊尤受清代医家重视，不少医家力主望诊为四诊之首，林之翰《四诊抉微》云："四诊为岐黄之首务，而望尤为切紧。后贤集四诊者，皆首列切诊，而殿望闻问于后，简略而不能明辨，使后学视为缓务，置而不讲久矣。"本书名中"形色"二字，观形察色，可见以望诊为主，周氏开篇即点明"四诊以望居首"，更足见其对望诊之重视。

---

① 杜清碧：元代医家，所著《敖氏伤寒金镜录》，为我国现存第一部验舌专著。
② 张诞先：清代医家张登，字诞先，名医张璐之子，著《伤寒舌鉴》。

形色外诊简摩卷上

形诊总义

身形内应脏腑部位篇 <small>面窍 体部</small>

五脏者，肺为之盖，巨肩陷咽，候见其外。心为之主，缺盆为之道，骺骨有余，以候𩨹骬。肝者主为将，使之候外，欲知坚固，视目大小。脾者主为卫，使之迎粮，视唇舌好恶，以知吉凶。肾者主为外，使之远听，视耳好恶，以知其性。六腑者，胃为之海，广骸大颈张胸，五谷乃容。鼻隧以长，以候大肠。唇厚人中长，以候小肠。目下裹大，其胆乃横。鼻孔在外，膀胱漏泄。鼻柱中央起，三焦乃约。此所以候六腑者也。上下三等，脏安且良矣。

五脏常内阅于上七窍也，故肺气通于鼻，肺和则鼻能知臭香矣；心气通于舌，心和则舌能知五味矣；<small>《五脏别论》曰：五气入鼻，藏于心肺，心肺有病，而鼻为之不利也。</small>肝气通于目，肝和则目能辨五色矣；脾气通于口，脾和则口能知五谷矣；肾气通于耳，肾和则耳能知五音矣。五脏不和，则六腑不通，六腑不和，则留结为痈。<small>痈同壅，谓痞满、关格、肿胀之类，非专指疮痈也。</small>

肝开窍于目，目藏精于肝，肝病在头、在筋。心开窍于耳，耳藏精于心，心病在五脏、在脉。脾开窍于口，口藏精于脾。脾病在舌本、在肉。肺开窍于鼻，鼻藏精于肺。肺病在背、在皮毛。肾开窍于二阴，二阴藏精于肾。肾病在溪、在骨。上面窍之分应脏腑也。头、脏、舌、背、溪，以体段言；皮毛、肉、脉、筋、骨，以形层言。

【点评】中医理论中，一般认为"心开窍于舌""肾开窍于耳"，但此处周氏提出"心开窍于耳，耳藏精于心"。此观点首见于《素问·金匮真言论》："南方赤色，入通于心，开窍于耳，藏精于心"，后世有医家提出"肾开窍于耳""心寄窍于耳"以及"耳为心肾共主之窍"之论，但对耳为心之孔窍的医理及其临床应用却少有研究。现代有学者基于历代文献，提出独到观点：如香港浸会大学王永钦教授认为心主血脉，耳为宗脉所聚，心血滋养耳窍；心气通于耳，耳受之而能听；心主神明，助听神以司听觉，助位神以持平衡；且心、耳有着喜静恶躁、喜内守恶外越的相似生理特性，故提出"肾主耳，心开窍于耳""心主舌，开窍于耳；肾主耳，开窍于二阴"的观点。这种表述既符合五脏配九窍的关系，又符合耳病的临床用药规律，如补耳聪耳药多为入肾经之品，开窍聪耳药多为入心经之药，耳聋多用芳香开窍之品开之，耳鸣多用安神之药安之等，极具参考价值。

肺应皮，肺合大肠，大肠者皮其应。心应脉，心合小肠，小肠者脉其应。脾应肉，脾合胃，胃者肉其应。肝应爪，肝合胆，胆者筋其应。肾应骨，肾合三焦、膀胱，三焦、膀胱者腠理毫毛其应。视其外应，以知其五内，即知所病矣。膀胱言其气之磅礴而光大也，又言其体之孤悬无倚而光洁也。爪为筋余，齿为骨余。

肝生筋，筋生心；心生血，血生脾；脾生肉，肉生肺；肺生皮毛，皮毛生肾；肾生骨髓，髓生肝。心合脉也，其荣色，面之色也。其主肾。肺合皮也，其荣毛，其主心。肝合筋也，其荣爪，其主肺。脾合肉也，其荣唇，《生气通天论》曰：其华在唇四白。其主肝。肾合骨也，其荣发，其主脾。合言其气之所应也，荣言其血之所华也。此义《生气通天》《脏气法时》二篇最详，以文繁，故录此。

东风生于春，病在肝，俞在颈项。南风生于夏，病在心，俞在胸胁。西风生于秋，病在肺，俞在肩背。北风生于冬，病在肾，俞在腰股。中央病在脾，俞在脊。俞，应也，非俞穴也。《金匮真言》曰：春气者病在头，夏气者病在脏，秋气者病在肩背，冬气者病在四肢。《诊要经终》《四时刺逆从义》均相类，不复琐具。

肝气之病，内舍胠胁，外在关节。心气之病，内舍膺胁，外在经络。脾气之病，内舍心腹，外在肌肉四肢。肺气之病，内舍膺胁肩背，外在皮毛。肾气之病，内舍腰脊骨髓，外在溪谷腨①膝。

背为阳，阳中之阳，心也。背为阳，阳中之阴，肺也。腹为阴，阴中之阴，肾也。腹为阴，阴中之阳，肝也。腹为阴，阴中之至阴，脾也。

肺心有邪，其气留于两肘。肝有邪，其气留于两腋。脾有邪，其气留于两髀。肾有邪，其气留于两腘。凡此八墟者，皆机关之室，真气之所过，血络之所游，邪气恶血固不得住留，留之则伤筋络骨节，机关不得屈伸，故病挛也。上并出《内经》

三焦者，水谷之道路，气之所终始也。上焦当心下、胃上口，主内而不出，其治在膻中。中焦在胃中脘，主腐熟水谷，其治在脐旁。下焦当膀胱上口，主分别清浊，出而不内，其治在脐下一寸。故曰三

---

① 腨(shuàn 涮)：小腿肚。

焦，其府在气街。其府在气街，谓其源在气街之处，即命门也。

腑会太仓，脏会季胁，筋会阳陵泉，髓会绝骨一曰枕骨，血会膈俞王勋臣血府之说，正与此暗合。骨会大杼，脉会太渊，气会三焦外一筋直两乳内也。热病在内者，取其会之气穴也。上体部之分应脏腑也。诸会谓其气之所聚，非谓其所发源也。上并出《难经》

按：头面七窍可望而知，筋骨血脉不可望也。第事理所关，不容缺略。医者所见谓之望，病者所自见亦何不可谓之望？又况此篇总义者，实赅闻问于其中，不独文义相连，无可割裂也。

【点评】《难经》云："望而知之谓之神。"中医四诊中，望诊居于"神圣工巧"之首，一般是指医生运用视觉察看病人的神、色、形、态、舌象以及排出物等，发现异常表现，收集病情资料，以了解病情的方法。周氏提出"医者所见谓之望，病者所自见亦何不可谓之望？"将病人日常所见亦纳入望诊之中，拓展了望诊的主体，充实了望诊的内容，同时指出了此法实为含闻、问于其中，强调了望诊与其他诊法应当结合运用，不可割裂而论。

身形内应脏腑病证篇 出《灵枢》

赤色，小理者心小，粗理者心大。无髑骬音遏污，一读曷于，心蔽骨，一名鸠尾者心高，髑骬小短举者心下，髑骬长者心下坚，髑骬弱小以薄者心脆，髑骬直下不举者心端正，髑骬倚一方者心偏倾也。

【点评】髑骬，即胸骨剑突，出《灵枢·骨度》，《释骨》曰："蔽心者曰髑骬，曰鸠尾，曰心蔽骨，曰臆前蔽骨。"现代解剖学显示其位于心脏区的胸壁前下端，起保护心脏的作用，临床常以此作为心脏体表定位的标志。周氏以髑骺来判断心脏形态及生理情况，与现代医学理论十分吻合。

心小则安，邪弗能伤，易伤以忧；心大则忧不能伤，易伤于邪；心高则满于肺中，悗音冤，一读郁，一读闷而善忘，难开以言；心下则脏外谓脏体外露于肺下，易伤于寒，易恐以言；心坚则脏安守固；心脆则善病消瘅热中；心端正则和利难伤；心偏倾则操持不一，无守司也司，去声。

白色，小理者肺小，粗理者肺大，巨肩反膺陷喉者肺高，合腋张胁者肺下，好肩背厚者肺坚，肩背薄者肺脆，背膺厚者肺端正，胁偏疏者肺偏倾也。

肺小则少饮，不病喘喝；肺大则多饮，善病胸痹、喉痹、逆气；肺高则上气肩息咳；肺下则居贲迫肺，善胁下痛；肺坚则不病咳上气；肺脆则善病消瘅，易伤；肺端正则和利难伤；肺偏倾则胸偏痛也。迫肺似当作迫肝，肝体半在膈下，半在膈上，肺下即逼压之，故胁下痛。贲，膈也。

青色，小理者肝小，粗理者肝大，广胸反骹者肝高，合胁兔骹①者肝下，胸胁好者肝坚，胁骨弱者肝脆，膺腹好相得者肝端正，胁骨偏举者肝偏倾也。

肝小则脏安，无胁下之病；肝大则逼胃迫咽，迫咽则苦膈中，且胁下痛；肝高则上支贲切胁谓挂膈而迫于胁也，悗为息贲；肝下则逼胃，胁下空肝下不得逼胃，此胃当指小肠，胁下空则易受邪；肝坚则脏安难伤；肝脆则善病消瘅，易伤；肝端正则和利难伤；肝偏倾则胁下痛也。

---

① 骹(qiāo 敲)：胫骨近脚处较细的部分，亦指脚。

黄色，小理者脾小，粗理者脾大，揭唇者脾高，唇下纵者脾下，唇坚者脾坚，唇大而不坚者脾脆，唇上下好者脾端正，唇偏举者脾偏倾也。

脾小则脏安，难伤于邪也；脾大则苦凑肒^①而痛<small>凑，迫也。肒，音秒，腰两旁空软处</small>，不能疾行；脾高则肒引季胁而痛；脾下则下加于大肠，则脏善受邪；脾坚则脏安难伤；脾脆则善病消瘅，易伤；脾端正则和利难伤；脾偏倾则善满善胀也。<small>肝居胃后而附脊，脾居胃下而附腹；肝下即迫小肠，脾下即迫大肠也。</small>

黑色，小理者肾小，粗理者肾大，高耳者肾高，耳后陷者肾下，耳坚者肾坚，耳薄不坚者肾脆，好耳前居牙车者肾端正，耳偏高者肾偏倾也。

肾小则脏安难伤；肾大则善病腰痛，不可以俯仰，易伤于邪；肾高则其背膂痛，不可以俯仰；肾下则腰尻痛，不可以俯仰，为狐疝；肾坚则不病腰背痛；肾脆则善病消瘅，易伤；肾端正则和利难伤；肾偏倾则苦腰尻痛也。凡此诸变者，持则安，减则病矣。

五脏皆小者，少病，苦燋心，大愁忧；五脏皆大者，缓于事，难使以忧；五脏皆高者，好高举措；五脏皆下者，好出人下；五脏皆坚者，无病；五脏皆脆者，不离于病；五脏皆端正者，和利得人心；五脏皆偏倾者，邪心而善盗，不可以为人平，反复言语也。<small>燋，音灼。上叙五脏形证</small>

肺应皮，皮厚者大肠厚；皮薄者，大肠薄；皮缓，腹裹大者，大肠大而长；皮急者，大肠急而短；皮滑者，大肠直；皮肉不相离者，大肠结也。<small>肺合大肠，大肠者皮其应。</small>

---

① 肒(miǎo 秒)：指胁肋下方挟脊两旁空软部分。

心应脉，皮厚者脉厚，脉厚者小肠厚；皮薄者脉薄，脉薄者小肠薄；皮缓者脉缓，脉缓者小肠大而长；皮薄而脉波小者，小肠小而短。诸阳经脉皆多纡屈者，小肠结也。<small>心合小肠，小肠者脉其应。</small>

脾应肉，肉䐃<small>手臂腿肚厚肉，皆谓之䐃</small>坚大者胃厚，肉䐃幺者胃薄；<small>幺，幺幺，尖小也。</small>肉䐃小而幺者胃不坚；肉䐃不称身者胃下，胃下者下脘约不利；肉䐃不坚者胃缓；肉䐃无小裹累者胃急<small>裹音果，作"里"误，肉内坚结而大小成颗者</small>；肉䐃多小裹累者胃结，胃结者上脘约不利也。<small>脾合胃，胃者肉其应。</small>

肝应爪，爪厚色黄者<small>色即爪下肉色</small>胆厚；爪薄色红者胆薄；爪坚色青者胆急；爪濡色赤者胆缓；爪直色白无约者胆直<small>约，即爪上横纹</small>；爪恶色黑多纹者胆结也。<small>肝合胆，胆者筋其应。</small>

肾应骨，密理厚皮者三焦膀胱厚；粗理薄皮者三焦膀胱薄；疏腠理者三焦膀胱缓；皮急而无毫毛者三焦膀胱急；毫毛美而粗者三焦膀胱直；稀毫毛者三焦膀胱结也。<small>肾合三焦膀胱，三焦膀胱者，腠理毫毛其应。上叙六腑外形</small>

故五脏有小大、高下、坚脆、端正、偏倾，六腑有小大、长短、厚薄、结直、缓急，视其外应以决其五内，即知所病矣。

【点评】望诊大体可分为色诊和形诊，历代医家多详于色诊，而周氏却将形诊置于卷上，开篇即首加论述，在书名中也将形诊置于色诊之前，这是因为人体的外形和动态在望诊中提供了大部分的诊断信息，周氏正是认识到了这一点，所以把形诊首先列出，可谓独具慧眼。

形诊生形类

三人篇 出《灵枢》

人之肥瘦、大小、寒温，与其气血多少，各有度也。何者？人有肥、有膏、有肉。腘肉坚，皮满者，肥；肉不坚，皮缓者，膏；皮肉不相离者，肉。此言三人之形体也。膏者，其肉淖①，而粗理者身寒，细理者身热。脂者，其肉坚，细理者热，粗理者寒。此言寒热，是指其人本身气血之寒热，非发寒发热、恶寒恶热之病也。凡人身皮肉之温，拊之各有轻重不同，是本于禀赋也。膏者，多气而皮纵缓，故能纵腹垂腴。肉者，身体容大。脂者，其身收小。此言肥瘦大小。膏者，多气，多气者热，热者耐寒。肉者，多血则充形，充形则平。脂者，其血清，气滑少，故不能大。此言气血多少。此别于众人者也。众人者，皮肉脂膏不能相加也。血与气不能相多，故其形不大不小，自称其身，命曰众人。推论众人。故治者，必先别其三形，血之多少，气之清浊，而后调之，无失常经。是故膏人者纵腹垂腴，肉人者上下容大，脂人者虽脂不能大也。此概言治法，并补醒三形。

【点评】此篇出自《灵枢·卫气失常》，将体型肥壮之人分为膏、脂、肉三型，并对其生理差异、气血多少、体质强弱和形态特征作了细致描述。此三型的划分，提出了体质寒温的问题，而体质寒温又与气血多少休戚相关，如"膏者，多气，多气者热，

———————————

① 淖(nào 闹)：滋润，柔软。

热者耐寒。肉者，多血则充形，充形则平。脂者，其血清，气滑少，故不能大"一句，指出膏型之人，多气，气为阳，气盛则体热，体热则耐寒；肉型之人，血多，血能养形，形体充实，充实则体质和平，不寒不热；脂型之人，血清，气滑而少，其气血不及膏、肉两型之人，故而形体不及膏、肉之人肥壮。故临证之际，"必先别其三形，血之多少，气之清浊"，方可治"无失常经"。张景岳对"无失常经"的解释是"三形既定，血气既明，则宜补宜泻，自可勿失常经矣"。

阳人阴人篇　出《灵枢》

重阳之人，熇熇高高，言语善疾，举足善高，心肺之脏气有余，阳气滑盛而扬，故神动而气先行矣。

重阳之人而神不先行者，何也。曰：此人颇有阴者也。何以知其颇有阴也。曰：多阳者多喜，多阴者多怒，数怒而易解，故曰颇有阴。其阴阳之离合难，故其神不能先行也。阳人血清而气滑，故喜怒即发而不留。阴人血浊而气滞，故神思不能自畅，遂阳阴相激而多怒矣。经曰：阴出之阳则怒。以是知人之性情，皆与气血相关也。

五人篇　出《灵枢》

天地之间，六合之内，不离于五，人亦应之，非徒一阴一阳而已也。故有太阴之人，少阴之人，太阳之人，少阳之人，阴阳和平之人。此五人者，其态不同，其筋骨气血各不等。

太阴之人，贪而不仁，下齐湛湛 自下而齐于众人，湛湛然深藏不露，好内音纳而不出，心和而不发，不务于时，动而后之。之，往也，先审于心而后行。此太阴之人也。太阴太阳，即前篇所谓阴人阳人也。

少阴之人，小贪而贼心，见人有亡，常若有得，亡如丧官失财，此所谓幸灾乐祸者。好伤好害，见人有荣，乃反愠怒，心疾很也而无恩，此少阴之人也。

太阳之人，居处于于①，好言大事，无能而虚说，志发于四野，举措不顾是非，为事好常自用，事虽败而常无悔，此太阳之人也。

少阳之人，谛谛②好自贵，有小小官，则高自宜，好为外交，而不内附，此少阳之人也。

阴阳和平之人，居处安静，无为惧惧，无为欣欣，婉然从物，或与不争，与时变化，尊则谦谦，谭而不治，是谓至治。或与：谓人有所与也。谭而不治：谓议明事之义理，而不刻期其效也。上五节叙五人性情。

古之善用针艾者，视人五态乃治之。可知叙三人、五人、二十五人诸篇，均为施治之本，非徒托空言而已。

太阴之人，多阴而无阳，其阴血浊，其卫气涩，阴阳不和，缓筋而厚皮，不之疾泻，不能移之。

少阴之人，多阴少阳，小胃而大肠，六腑不调，其阳明脉小，而太阳脉大，必审调之，其血易脱，其气易败也。

太阳之人，多阳而少阴，必谨调之，无脱其阴，而泻其阳，阳重脱者易狂，阴阳皆脱者，暴死不知人也。

少阳之人，多阳少阴，经小而络大，血在中而气外，实阴而虚阳，独泻其络脉，则强气脱而疾，中气不足，病不起也。强气即人身之悍气，卫外者也，剽悍滑疾见开而出，故泻络即外脱而行疾。

---

① 于于：自得貌。
② 谛谛(shì dì 是第)：细察，详审。

阴阳和平之人，其阴阳之气和，血脉调，谨诊其阴阳，视其邪正，安容仪，审有余不足，盛则泻之，虚则补之。上五节叙五人证治。

夫五态之人，卒然新会，未知其行也行即前叙性情，何以别之？别其形状。曰：众人之属，无如五态之人者，故五五二十五人，而五态之人不与焉。五态之人，尤不合于众者也。

太阴之人，其状黮①黮然黑色，念然下意，临临然②长大，腘然未偻，此太阴之人也。未偻，未至行而似伏之甚也。

少阴之人，其状清然窃然，固以阴贼，立而躁嵮③，行而似伏，此少阴之人也。少阴形性之恶，甚于太阴者，以其禀气更驳也。

太阳之人，其状轩轩储储④，反身折腘，此太阳之人也。

少阳之人，其状立则好仰，行则好摇，其两臂两肘，则常出于背，此少阳之人也。

阴阳和平之人，其状委委然⑤，随随⑥然，颙颙然⑦，愉愉然，暶暶音旋然⑧，豆豆然⑨，众人皆曰君子，此阴阳和平之人也。委、随，貌之谦也。颙、愉，容之和也，暶、豆，视之审也。上五节叙五人形状

---

① 黮(dàn 淡)：黑色。
② 临临然：高貌。
③ 嵮(xiǎn 险)：古同"险"。
④ 轩轩储储：仪态轩昂，怡然自得。
⑤ 委委然：依顺的样子。
⑥ 随随：无心而随物变化。
⑦ 颙(yóng)颙然：肃敬、敬仰的样子。
⑧ 暶暶然：目光慈善的样子。
⑨ 豆豆然：清晰的样子。

二十五人篇 <small>附形色相胜年忌 附相家五形</small>

二十五人之形，其态不合于众也，而阴阳之人不与焉。血气之所生，别而以候，从外知内。先立五形，金木水火土，别其五色，异其五形之人，而二十五人具矣。

木形之人，比于上角，似于苍帝，其为人苍色，小头，长面，大肩背，直身，小手足，好有才，劳心少力，多忧劳于事。能春夏不能秋冬，秋冬感而病生，足厥阴佗佗然①。

太角之人，比于左足少阳，少阳之上遗遗然②。

左角<small>一曰少角</small>之人，比于右足少阳，少阳之下随随然。

钛③<small>音秩</small>角<small>一曰右角</small>之人，比于右足少阳，少阳之上推推然④。

判角之人，比于左足少阳，少阳之下括括然⑤。

火形之人，比于上征，似于赤帝。其为人赤色，广朋⑥，脱面<small>脱当作"锐"</small>，小头，好肩背髀腹，小手足，行安地，疾心，行摇肩，背肉满，有气轻财，少信，多虑，见事明，好颜，急心，不寿，暴死。能春夏不能秋冬，秋冬感而病生，手少阴核核然⑦。<small>疾心即急心，语意重出。或疾心指其心之狠也。</small>

---

① 佗佗然：雍容自适的样子。
② 遗遗然：自得的样子。
③ 钛（dì 第）：脚镣。
④ 推推然：用于上进的样子。
⑤ 括括然：据《灵枢》，疑为"栝栝然"，正直的样子。
⑥ 朋（zhèn 镇）：脊背肉。
⑦ 核核然：由于火气上越而空虚之状。

质征—曰太征之人，比于左手太阳，太阳之上肌肌然①。

少征之人，比于右手太阳，太阳之下慆慆然②。

右征之人，比于右手太阳，太阳之上鲛鲛—作熊熊然③。

质判之人，比于左手太阳，太阳之下支支颐颐然④。

土形之人，比于上宫，似于上古黄帝。其为人黄色，圆面，大头，美肩背，大腹，美股胫，小手足，多肉，上下相称，行安地，举足浮，安心，好利人，不喜权势，善附人也。能秋冬不能春夏，春夏感而病生，足太阴敦敦然⑤。

太宫之人，比于左足阳明，阳明之上婉婉然⑥。

加宫之人—曰众之人，比于左足阳明，阳明之下坎坎然⑦。

少宫之人，比于右足阳明，阳明之上枢枢然⑧。

左宫之人，比于右足阳明，阳明之下—作上，非兀兀然⑨。

金形之人，比于上商，似于白帝。其为人白色，方面，小头，小肩背，小腹，小手足，如骨发踵外，骨轻，身清廉，急心，静悍，善为吏。能秋冬不能春夏，春夏感而病生，手太阴敦敦然⑩。如骨发之如，同而，古通用。

---

① 肌肌然：疑应为"眺眺"，形误。"眺眺"，引申为月明貌。火性之人，取象于离，离为火、为明故也。肌肌然，即正大光明之状。
② 慆慆然：多疑的样子。
③ 鲛鲛然：踊跃的样子。
④ 支支颐颐然：怡然自得无忧无愁的样子。
⑤ 敦敦然：诚实、忠厚的样子。
⑥ 婉婉然：温柔和顺的样子。
⑦ 坎坎然：端庄持重的样子。
⑧ 枢枢然：敏捷灵活的样子。
⑨ 兀兀然：不畏困难，勤奋自立的样子。
⑩ 敦敦然：诚实、忠厚的样子。

钛商之人，比于左手阳明，阳明之上廉廉然①。

右商之人，比于左手阳明，阳明之下脱脱然②。

左商之人，比于右手阳明，阳明之上监监然③。

少商之人，比于右手阳明，阳明之下严严然④。

水形之人，比于上羽，似于黑帝。其为人黑色，面不平，大头，廉颐，小肩，大腹，动手足，发行摇身，下尻长，背延延然，不敬畏，善欺给人，戮死。能秋冬不能春夏，春夏感而病生，足少阴汗汗然⑤。

太羽之人，比于右足太阳，太阳之上颊颊然⑥。

小羽之人，比于左足太阳，太阳之下纡纡然⑦。

众之为人一作加之人，比于右足太阳，太阳之下洁洁然⑧。

桎之为人，比于左足太阳，太阳之上安安然⑨。

五正形外，各有四兼形，左右上下，以经络言。诸然，以形态言。如今之浙人、广人、齐鲁之人、湘湖之人，可一望而辨之者。第左右配合，与五音五味篇异同互见，未详厥旨。

上二十五人形气

【点评】以上三人篇、阳人阴人篇、五人篇、二十五人篇均出自《灵枢》，以阴阳五行、整体观和藏象学说等为理论基础，对人体的体质作了若干分类，主要有阴阳五行分类、体型肥瘦及年

---

① 廉廉然：细弱貌。
② 脱脱然：舒缓貌。
③ 监监然：如金之鉴而明察也。
④ 严严然：严肃庄重的样子。
⑤ 汗汗然：形容水面广大无际的样子。
⑥ 颊颊然：得意的样子。
⑦ 纡纡然：迂曲的意思，此处形容性情不直爽。
⑧ 洁洁然：安静的样子。
⑨ 安安然：泰然自若的样子。

龄壮幼分类、性格刚柔勇怯分类、形志苦乐分类等，堪称是体质分类的学术渊源。周氏将这部分内容辑录于形诊生形类的开篇，可见其认识到体质禀赋因人而异，无病之常态各有不同，病邪之转化亦随之而异，形诊判别标准和治法不可一概而论，应当"因人制宜"。

是故五形之人，二十五变者，众之所以相欺者也。相欺，难辨。如得其形，不得其色，或形胜色，或色胜形者，至其胜时年加，感则病，行失则忧矣。感于邪则为病，若行事有失者，必有忧患之祸也。形色相得，富贵大乐也。对上忧字说，其无病不待言矣。其形色相胜之时年加者，凡年忌，下上之人统二十五人言大忌。常加七岁、十六岁、二十五岁、三十四岁、四十三岁、五十二岁、六十一岁，皆人之大忌，不可不自安也，感则病，行失则忧矣。当此之时，无为奸事即行失也，是为年忌。
上年忌

观此，知人所生病类，常与命相相关通矣。年忌起于七岁，九年一见。今世明九暗九之说，似本于此，此众人之所同也。其胜时年加，必以本相合逐年运气求之。如木形金色，是色胜形，而又行金运之年；木形土色，是形胜色，而又行木运之年是也。色胜形者死，形胜色者病。五变篇曰：先立其年，以知其时，时高则起，时下则殆，虽不陷下，当年有冲通，其病必起，是谓因形而生病也。此即相家面部流年气色之法，谓面部不能端满者，若流年行至骨高之部即起病，行至骨陷之部必危殆矣。亦有端满而病者，必其年有冲通也。冲通即胜时年加也，或流年与本命干支相犯也。上出《灵枢》

附：相家五形五色五声 出《神相全编》

眉麄①并眼大，城廓更团圆，此相名真水，平生福自然。水形主圆，得其五圆，气色不杂，精神不乱，动止宽容，行久而轻也。又曰：水不嫌肥。又曰：水形色黑，要带白，忌黄。又曰：水声圆急又飘扬。上水形水色水声

欲识火形貌，下阔上头尖，举止全无定，颐边更少髯。火形主明，得其五露，气色不杂，精神不乱，动止敦厚，卧久而安也。又曰：火不嫌尖。又曰：火形色红，要带青，忌黑；又曰：火声焦烈。上火形火色火声

棱棱形瘦骨，凛凛更修长，秀气生眉眼，须知晚景光。木形主长，得其五长，气色不杂，精神不乱，动止温柔，涉久而清也。又曰：木不嫌瘦，又曰：木形色青，要带黑，忌白。又曰：木声高畅。上木形木色木声

部位要中正，三停又带方，金形人入格，自是有名扬。金形主方，得其五方，气色不杂，精神不乱，动止规模，坐久而重也。又曰：金不嫌方。又曰：金形色白，要带黄，忌红，又曰：金声和润。上金形金色金声

端厚仍深重，安详若泰山，心谋难测度，信义动人间。土形主厚，得其五厚，气色不杂，精神不乱，动止敦庞，处久而静也。又曰：土不嫌浊。又曰：土形色黄，要带红，忌青，又曰：土声深厚如发瓮中。上土形土色土声

三阳上下气血多少形状篇 附妇宦无须 附六经气血多少

足阳明之上，血气盛则髯美长，血少气多则髯短，气少血多则髯少，血气皆少则无髯，两吻多画。如宦者相。

足阳明之下，血气盛则下毛美长至胸，血多气少则下毛美短至脐。行则善高举足，足指少肉，足善寒。血少气多则肉而善瘃。瘃者，

---

① 麄(cū 粗)：古同"粗"。

皴裂。血气皆少则无毛，有则稀，枯悴，善痿厥足痹。痿厥，痿厥并病，后世所称类中风者是也。

足少阳之上，气血盛则通髯美长通髯，髯与发通，俗名兜腮，血多气少则通髯美短，血少气多则少髯，血气皆少则无髯，感于寒湿则善痹骨痛爪枯也。

足少阳之下，血气盛则胫毛美长，外踝肥；血多气少则胫毛美短，外踝皮坚而厚；血少气多则胫毛少，外踝皮薄而软；血气皆少则无毛，外踝瘦无肉。

足太阳之上，血气盛则美眉，眉有毫毛毫，即豪字，毛中独长出者；血多气少则恶眉，面多少理多少，言其多也；血少气多则面多肉；血气和则美色。心主血脉，其华在面，此虽系足太阳，而曰血气和，则心气和可知矣。

足太阳之下，血气盛则跟肉满，踵坚；气少血多则瘦，跟空；血气皆少则喜转筋，踵下痛。

美眉者，足太阳之脉血气多；恶眉者，血气少。其肥而泽者，血气有余；肥而不泽者，气有余血不足。瘦而无泽者，血气俱不足。

手阳明之上，血气盛则髭美，血少气多则髭恶，血气皆少则无髭。

手阳明之下，血气盛则腋下毛美，手鱼肉以温；血气皆少则手瘦以寒。

手少阳之上，血气盛则眉美以长，耳色美；血气皆少则耳焦恶色。

手少阳之下，血气盛则手卷多肉以温，血气皆少则寒以瘦，气少血多则瘦以多脉。脉即络脉，蓝色隐见皮肤下者。

手太阳之上，血气盛则口多须，面多肉以平。血气皆少则面瘦恶色。

手太阳之下，血气盛则掌肉充满，血气皆少则掌瘦以寒。上指诸经之行头面者，下指其行手足者。前篇左右上下部位，义即指此。

审察其形气有余不足而调之。按其寸口、人迎，切循其经络之凝涩，结而不通者，此于身皆为痛痹，甚则不行，故凝涩。凝涩者致气以温之，血和乃止。其结络者，脉结血不和，决之乃行。故气有余于上者，导而下之。气不足于上者，推而休之休疑。其稽留不至者，因而迎之。必明于经隧，乃能持之。寒与热争者，导而行之。其菀即郁字陈血不结者，则因也。马氏云作侧，非而予上声之。必先明知二十五人，则血气之所在，左右上下，可知逆顺矣。总束上文，末句叫醒大义。上三阳上下气血多少形状

美眉者太阳多血，通髯极须者少阳多血，美须者阳明多血。然则妇人无须者，无血气乎？曰：冲脉、任脉，皆起于胞中，上循背里，为经络之海。其浮而外者，循腹右上行，会于咽喉，别而络唇口。血气盛则充肤热肉，血独盛则澹渗皮肤，生毫毛。妇人之生也，有余于气，不足于血，以其数脱血也。冲任之脉，不荣唇口，故须不生矣。士人有伤于阴，阴气绝而不起阴气即阴器，非误，阴不用，然其须不去，而宦者独去，何也？曰：宦者其宗筋伤，其冲脉血泻不复，皮肤内结，唇口不荣，故须不生矣。其有天宦者，未尝被伤，不脱于血，然其须不生何也？曰：此天之所不足也，其任冲不盛，宗筋不成，有气无血，唇口不荣，故须不生矣。上妇宦无须

阳明多血多气，太阳多血少气，少阳多气少血，太阴多血少气一作少血多气。林亿引杨上善《太素》云：太阴与阳明表里，血气俱盛，当是多血多气，厥阴多血少气一作多气少血，少阴多气少血一作多血少气。是故刺阳明出血气，刺太阳出血恶气恶，去声，不欲出气也，刺少阳出气恶血，刺太阴出血恶气，刺厥阴出血恶气，刺少阴出气恶血也。上六经气血多少 并出《灵枢》

辨皮色不胜四时之风篇　出《灵枢》

春青风，夏阳风，秋凉风，冬寒风。凡此四时之风，其所病各不同形。黄色薄皮弱肉者，不胜春之虚风；白色薄皮弱肉者，不胜夏之虚风；青色薄皮弱肉者，不胜秋之虚风；赤色薄皮弱肉者，不胜冬之虚风也。黑色而皮厚肉坚，固不伤于四时之风。其皮薄而肉不坚色不一者色不正黑，长夏至而有虚风即病矣。其皮厚而肌肉坚者，长夏至而有虚风不病也，必重感于寒，外内皆然乃病。故材木之异也，皮之厚薄，汁之多少，而各不同。木之早花先叶者，遇春霜烈风，则花落而叶萎。久曝大旱，则脆木薄皮者，枝条汁少而叶萎。久阴淫雨，则薄皮多汁者，皮溃而漉①。卒风暴起，则刚脆之木枝折杌伤。秋霜疾风，则刚脆之木根摇而叶落。凡此五者，各有所伤，况于人乎？杌同蘗。

辨寿夭肥瘦勇怯忍痛不忍痛胜毒不胜毒形状篇

形有缓急，气有盛衰，骨有大小，肉有坚脆，皮有厚薄，以立寿夭。故形与气相任则寿，不相任则夭；皮与肉相裹则寿，不相裹则夭；血气经络胜形则寿，不胜形则夭。故平人而气胜形者寿，病而形肉脱，气胜形者死，形胜气者危矣。何谓形之缓急也？曰：形充而皮肉缓者则寿，形充而皮肉急者则夭；形充而脉坚大者顺也，形充而脉小以弱者气衰，气衰则危矣。若形充而颧不起者骨小，骨小则夭矣；

----

① 漉：渗出。

形充而大肉䐃坚而有分者肉坚，肉坚则寿矣_{有分，谓有纵纹。即所谓皮肉缓}；形充而大肉无分理不坚者肉脆，肉脆则夭矣。此天之生命，所以立形定气而视寿夭者也。必明乎此，而后可以临病患，决死生。故墙基卑高，不及其地者，不满三十而死。其有因而加病者，不及二十而死也。

人之寿百岁而死者，使道隧以长，基墙高以方，通调荣卫，三部三里起，骨高肉满，百岁乃得终也。故人生十岁，五脏始定，血气已通，其气在下，故好走。二十岁，血气始盛，肌肉方长，故好趋。三十岁，五脏大定，肌肉坚固，血脉盛满，故好步。四十岁，五脏六腑十二经脉皆大盛以平定，腠理始疏，荣华颓落，发颇斑白，平盛不摇，故好坐。五十岁，肝气始衰，肝叶始薄，胆汁始减，目始不明。六十岁，心气始衰，苦忧悲，血气懈惰，故好卧。七十岁，脾气虚，皮肤楛①。八十岁，肺气衰，魄离，故言善误。九十岁，肾气焦，四脏经脉空虚。百岁，五脏皆虚，神气皆去，形骸独居而终矣。其不能终寿而死者，五脏皆不坚，使道不长，空_{音孔}外以张，喘息暴疾，又卑基墙，薄脉少血，其肉不石_{即实字}，数中风寒，血气虚，脉不通，真邪相攻，乱而相引，故中寿而尽也。

脉出气口，色见明堂，五色更出，以应五时，五官已辨，阙庭必张，乃立明堂。明堂广大，蕃蔽见外，方壁高基，引垂见外，五色乃治，平博广大，寿中百岁，见此者刺之必已。如是之人，血气有余，肌肉坚致，故可苦以针矣。五官不辨，阙庭不张，小其明堂，蕃蔽不见，又埤其墙，墙下无基，垂角居外，如是者，虽平常殆，况加疾乎。_{上寿夭}

---

① 楛(kǔ 苦)：粗糙，不精致。

人之黑白肥瘦小长五十以上为老，二十以上为壮，十八以下为少，六岁以下为小，各有数也。年质壮大，血气充盈，肤革坚固，因加以邪，刺此者，深而留之。此肥人也，广肩腋项，肉薄厚皮而黑色，唇临临然，其血黑以浊，其气涩以迟，其为人也，贪于取与，刺此者，深而留之，多益其数也。瘦人者，皮薄色少，肉廉廉然，薄唇轻言，其血清气滑，易脱于气，易损于血，刺此者，浅而疾之。刺常人者，视其黑白，各为调之，其端正敦厚者，其血气和调，刺此者，无失常数也。刺壮士真骨者，坚肉缓节，监监然。此人重则气涩血浊，刺此者，深而留之，多益其数。劲则气滑血清，刺此者，浅而疾之。重，厚浊也。劲，骄捷也。婴儿者，其肉脆，血少气弱，刺此者，以毫针，浅刺而疾发针，日再可也。上肥瘦常人壮士婴儿

夫忍痛不忍痛者，皮肤之厚薄，肌肉坚脆缓急之分也，非勇怯之谓也。故勇士之不忍痛者，见难则前，见痛则止；怯士之忍痛者，闻难则恐，遇痛不动。勇士之忍痛者，见难不恐，遇痛不动；怯士之不忍痛者，见难与痛，目转面盼①，恐不能言，失气惊战，颜色无定，乍死乍生。夫勇士者，目深以固，长衡当是"冲"字直扬，三焦理横，其心端直，其肝大以坚，其胆满以傍平声，充溢于外，怒则气盛而胸张，肝举而胆横，眦裂而目扬，毛起而面苍，此勇士之所由然也。怯士者，目大而不减，阴阳相失，三焦理纵，骺骭短而小，肝系缓，其胆不满而纵，肠胃挺，胁下空，虽方大怒，气不能满胸，肝肺虽举，气衰复下，故不能久怒，此怯士之所由然也。上忍痛不忍痛并勇怯

凡人之骨强筋弱，肉缓皮肤厚者，耐痛，其于针石之痛亦然，加

---

① 盼：据《灵枢》，疑为"盻"（xì 细），仇视，怒视。

以黑色而美骨者耐火矣。坚肉薄皮者，不耐针石火焫①之痛也。人之病，同时而伤，或易已或难已者，其身多热者易已，多寒者难已也。伤科，气滑血充者易复，气滞血少而湿多者，每溃烂缠延。人之胜毒不胜毒者，胃厚色黑大骨及肥者，皆胜毒；其瘦而薄胃者，皆不胜毒也。胜毒者有病，可用大寒大热及诸毒药重剂也。上耐痛不耐痛胜毒不胜毒，并出《灵枢》

【点评】以上亦辑自《灵枢》，指出不同人形之肥瘦，性之刚柔，神之勇怯有别，形态、精神面貌等亦随之不同，周氏将此纳入形诊范围，并对人体毛发、鼻、人中、唇齿、耳、爪甲等部位的诊法加以整理论述，以使读者能一目了然。但由于历史条件和认识水平的限制，对于有些体质特征的描述，过于抽象、笼统，不易掌握，带有明显的局限性。

现代对中医体质类型的划分，其学术渊源、理论依据，均与《内经》的有关记述有着十分密切的关系，并在此基础上作了很大的发挥和充实，实用价值更高。

辨善病风厥消瘅寒热痹积聚善忘善饥不瞑多卧形状篇

附壮不昼瞑老不夜瞑　并出《灵枢》

人之有常病也，亦因其骨节皮肤腠理之不坚固者，邪之所舍也，故常有病矣。

人之善病风厥漉汗者，肉不坚，腠理疏故也。何以候肉之不坚也？曰，䐃肉不坚而无分理者，粗理；粗理而皮不致者，腠理疏，此

---

① 焫(ruò 弱)：古同"爇"，点燃，焚烧。此处指用火烧针以刺激体表穴位。

言其浑然者。浑然，谓未甚异于常人也。

人之善病消瘅者，五脏皆柔弱故也。五脏脆与五脏脉微小者，皆苦消瘅。何以知五脏之柔弱也？曰：夫柔弱者必有刚强，刚强者多怒，柔者易伤也。言其性情刚强，五志火盛，脏体柔脆，不胜其灼，故津燥多怒。此人薄皮肤而目坚固以深者，长冲直扬，其心刚，刚则多怒，怒则气上逆，胸中蓄积，血气逆留，宽皮充肌，血脉不行，转而为热，热则消肌肤，故为消瘅，此言其人刚暴而肌肉弱者也。

人之善病寒热者，必其人小骨而弱肉也，何以候骨之大小，肉之坚脆，色之不一也？上句未及色，盖脱文。一，纯也。曰：颧骨者骨之本也，颧大则骨大，颧小则骨小，皮肤薄而其肉无䐃，其臂懦懦然，其地色殆然，不与其天同色，污然独异天，额角；地，颊车，此其候也。而又臂薄者，其髓不满。故善病寒热也。

人之善病痹者，理粗而肉不坚也。痹之高下有处，各视其部。部，面之色部也。义详面色篇中。

人之善病肠中积聚者，皮肤薄而不泽，肉不坚而淖泽也。如此则肠胃恶，恶则邪气留止积聚乃伤，肠胃之间，寒温不次。积聚，有因饮食生冷，胃中血液瘀凝，有因风寒自经络内袭，日久痰血相裹结。邪气稍渐也至，蓄积留止，大聚乃起。上五条出五变篇

人之善忘者，上气不足，下气有余，肠胃实而心肺虚，虚则荣卫久留于下，不以时上，故善忘也。又曰：气并于上，乱而善忘。

人之善饥而不嗜食者，精气并于脾，热气留于胃，胃热则消谷，谷消则善饥，胃气逆上，则胃脘寒当是实字，故不嗜食也。

人之病而不得卧者，卫气不得入于阴，常留于阳，留于阳则阳气满，阳气满则阳跷盛，不得入于阴则阴气虚，故目不瞑矣。

人之病而目不得视者，卫气留于阴，不得行于阳，留于阴则阴气

盛，阴气盛则阴跷满，不得入于阳则阳气虚，则目常闭也。

人之多卧者，其人肠胃大而皮肤湿，而分肉不解也。肠胃大则卫气留久，皮肤湿则分肉不解，其行迟。湿，痰水也。解，利也。凡人身伤于湿与多痰者，其性皆好卧。夫卫气者，昼行于阳经也，夜行于阴脏也，阳气尽则卧，阴气尽则寤。故卫气留久而行迟者，其气不清，目常欲瞑，故多卧矣。其肠胃小皮肤滑以缓，分肉解，则卫气留于阳者久，故少瞑也。此皆素性然也。其卒然多卧者，邪气留于上焦，上焦闭而不通，已食若饮汤，卫气留久于阴而不行亦有因胃实不寐者，所谓胃不和则卧不安也。或食填太阴，或痰饮格于中焦。故凡痰据于阳，令人多卧；痰据于阴，令人不寐，故卒然多卧矣。上五条出大惑论　按：《灵枢》口问篇所论十二邪，亦人之常病也，但言荣卫气血，不及外诊之形，故不具录。

壮者之气血盛，其肌肉滑，气道通，荣卫之行，不失其常，故昼精而夜瞑。老者之气血衰，其肌肉枯，气道涩，五脏之气相搏，其荣气衰少，而卫气内伐，故昼不精，夜不瞑也。出《营卫生会篇》

【点评】人之体质不同，关乎疾病的易感性和易罹性，如清代吴德汉在《医理辑要·锦囊觉后编》中说："要知易风为病者，表气素虚；易寒为病者，阳气素弱；易热为病者，阴气素衰；易伤食者，脾胃必亏；易劳伤者，中气必损。"此等论述，既是临床经验的积累所得，更是导源于《内经》，本篇即是明显的例证。现代对此有进一步的研究，如中华中医药学会颁发的《中医体质分类与判定》，对各种体质类型的发病倾向作了概述，如气虚质的发病倾向为易患痰饮、肿胀、泄泻等病；感邪易从寒化，等等。

辨人身气血盛衰时日篇

人与天地相应，日月相参，故虽平居，其腠理开闭缓急，故常有时也。月满，则海水西盛，人气血精，肌肉充，皮肤致，毛发坚，腠理郄①，烟垢着。当是之时，虽遇贼风，其入浅不深。月廓空，则海水东盛，人气血虚，卫气去，形独居，肌肉减，皮肤纵，腠理开，毛发残，膲理薄膲同焦，烟垢落。当是之时，遇贼风，则其入深，其病卒暴。故得三虚者，其死暴疾，得三实者，邪不能伤人也。乘年之衰本命受流年克制，逢月之空月魄，失时之和寒温非时，是为三虚；逢年之盛，遇月之满，得时之和，是为三实。上《灵枢》

天温日明，则人血淖液而卫气浮，故血易泻，气易行。天寒日阴，则人血凝泣而卫气沉。月始生，则血气始精，卫气始行。月郭满，则血气实，肌肉坚。月郭空，则肌肉减，经络虚，卫气去，形独居。是以天寒无刺，天温无疑行之无忌，月生无泻，月满无补，月郭空无治，是谓得时而调之。

阳气者，一日而主外日，言昼也，平旦人气生，日中而阳气隆，日西而阳气已虚，气门乃闭，是故暮而收拒，无扰筋骨，无见雾露，反此三时，形乃困薄。上《素问》 薄，迫也，削也。

气阳而应日，血阴而应月。故暑则气泻，寒则气敛，日中则气壮，日下则气衰。所谓日中得病夜半愈，夜半得病日中愈者，阴阳乘除故也。月生人血渐盛，月死人血渐减。凡病在血分及失血诸证，有血盛邪无所容而病退者，有血减邪失所附而病亦退者。若夫精神之复，必在生明之候矣。故仲景于疟疾曰：以月一日发，当十五日愈。设不瘥，当月尽解。疟为卫邪入荣之病，故以晦朔决瘥剧之期也。昔尝患暑下血，以月满得病，血止后，神明不复，至

---

① 郄(xì细)：同"隙"，空隙，裂缝。

次月朔日，顿见爽朗矣。世俗谓久病以朔望病势增损定吉凶，岂诬也哉。经脉血气，似于形诊无关。《灵枢》曰：营气之病也，血上下行。东垣谓：血上下行者，面部乍肥乍瘦也。血随气升，即面胕[1]而似肥。血随气降，即面消而似瘦。元气不足之人，常有此象。又曰：营气濡然者，病在血脉。是邪气激其血脉，光泽浮越于面部也。观此，岂真无关形诊耶？

【点评】本篇论述了人身气血盛衰与时日的关系，并进一步指出其与发病、病情轻重深浅和防治的紧密关联。这是"天人相应"整体观的具体体现。

形诊病形类

五脏病证总例篇 附五邪病证心例 附六气病证总例

诸风掉眩皆属于肝，诸寒收引皆属于肾，诸气膹郁[2]皆属于肺，诸湿肿满皆属于脾，诸热瞀瘛皆属于火，诸痛痒疮皆属于心，诸厥固泄皆属于下，诸痿喘呕皆属于上，诸禁鼓栗如丧神守皆属于火，诸痉项强皆属于湿，诸逆冲上皆属于火，诸胀腹大皆属于热，诸躁狂越皆属于火，诸病有声鼓之如鼓皆属于热，诸病胕肿疼酸惊骇皆属于火，诸转反戾水液混浊皆属于热，诸病水液澄澈清冷皆属于寒，诸呕吐酸暴注下迫皆属于热。故大要曰：谨守病机，各司其属，有者求之，无者求之，盛者责之，虚者责之，必先五胜五行之胜，即六气之胜复也。疏其气血，令其调达，而致和平，此之谓也。

---

① 胕(fú 浮)：浮肿。
② 膹(fèn 份)郁：症名，指呼吸气促、胸闷痞满不适。

【点评】本篇是以人的形体异常变化（病症）归纳其病因病性病位，所谓"病机十九条"。文中"必先五胜"，即通过分析，已把握总体病机，但确定治疗方法，还必须综合考虑五运六气衰旺对疾病的影响，此亦体现结合自然界气候变化进行辨证和调治的思想，为"人与天地相参""因时制宜""因地制宜"等原理在病机分析中的应用。

东方生风，风生木，木生酸，酸生肝，肝生筋，筋生心。其在天为玄，在人为道，在地为化。化生五味，道生智，玄生神，化生气。神在天为风，在地为木，在体为筋，在气为柔，在脏为肝。其性为暄，其德为和，其用为动，其色为苍，其化为荣，其虫毛，其政为散，其令宣发，其变摧拉，其眚①为陨，其味为酸，其志为怒。怒伤肝，悲胜怒，风伤肝，燥胜风，酸伤筋，辛胜酸。阴阳应象有在音为角，在声为呼，在变动为握，在窍为目。

南方生热，热生火，火生苦，苦生心，心生血，血生脾。其在天为热，在地为火，在体为脉，在气为息，在脏为心。其性为暑，其德为显，其用为躁，其色为赤，其化为茂，其虫羽，其政为明，其令郁蒸，其变炎烁，其眚燔焫，其味为苦，其志为喜。喜伤心，恐胜喜，热伤气，寒胜热，苦伤气，咸胜苦。阴阳应象有在音为徵，在声为笑，在变动为忧，在窍为舌。

中央生湿，湿生土，土生甘，甘生脾，脾生肉，肉生肺。其在天为湿，在地为土，在体为肉，在气为充，在脏为脾。其性静兼，其德为濡，其用为化，其色为黄，其化为盈，其虫倮②，其政为谧，其令

---

① 眚（shěng 省）：灾难，疾苦。
② 倮（luǒ 裸）：同"裸"。赤体，裸露，指体表无毛羽鳞甲。

云雨，其变动注，其眚淫溃，其味为甘，其志为思。思伤脾，怒胜思，湿伤肉，风胜湿，甘伤脾，酸胜甘。阴阳应象有在音为官，在声为歌，在变动为哕，在窍为口。

西方生燥，燥生金，金生辛，辛生肺，肺生皮毛，皮毛生肾。其在天为燥，在地为金，在体为皮毛，在气为成，在脏为肺。其性为凉，其德为清，其用为固，其色为白，其化为敛，其虫介，其政为劲，其令雾露，其变肃杀，其眚苍落，其味为辛，其志为忧。忧伤肺，喜胜忧，热伤皮毛，寒胜热，辛伤皮毛，苦胜辛。阴阳应象有在音为商，在声为哭，在变动为咳，在窍为鼻。

北方生寒，寒生水，水生咸，咸生肾，肾生骨髓，髓生肝。其在天为寒，在地为水，在体为骨，在气为坚，在脏为肾。其性为凛。其德为寒，其用为阙，其色为黑，其化为肃，其虫鳞，其政为静，其令木阙，其变凝冽，其眚冰雹，其味为咸，其志为恐。恐伤肾，思胜恐，寒伤血，燥胜寒，咸伤血，甘胜咸。阴阳应象有在音为羽，在声为呻，在变动为栗，在窍为耳。又按：以例推之，中央热伤皮毛，寒胜热，当作燥伤皮毛，热胜燥。北方寒伤血，燥胜寒，当作寒伤骨，湿胜寒。盖湿热二气相合，热胜燥，是热而湿也。湿胜寒，是湿而热也。此五节字字精切，果能参透，万病机括，无不贯澈。上《素问》

假令得肝脉，其外证，善洁，面青，善怒。其内证，脐左有动气，按之牢若痛。其病，四肢满闭，淋溲便难，转筋。有是者肝也，无是者非也。满闭，即满痹也。旧以"闭淋"二字句，误。

假令得心脉，其外证，面赤，口干，喜笑。其内证，脐上有动气，按之牢若痛。其病，烦心，心痛，掌中热而啘①。有是者心也，无是者非也。

假令得脾脉，其外证，面黄，善噫，善思，善味。其内证，当脐

---

① 啘(yuē 约)：古同"哕"，干呕。

有动气，按之牢若痛。其病，腹胀满，食不消，体重节痛，怠堕嗜卧，四肢不收。有是者脾也，无是者非也。

假令得肺脉，其外证，面白，善嚏，悲愁不乐，欲哭。其内证，脐右有动气，按之牢若痛。其病，喘咳，洒淅寒热。有是者肺也，无是者非也。

假令得肾脉，其外证，面黑，善恐欠。其内证，脐下有动气，按之牢若痛。其病，逆气，小腹急痛，泄而下重，足胫寒而逆。有是者肾也，无是者非也。上《难经》

【点评】任何疾病侵犯人体，必有对应脏腑经络之表征，辨证论治，必先明辨病证所属脏腑经络，确定病位，根据脏腑归经用药，方能药效确切。周氏于此处辑取《内经》《难经》中脏腑辨证的相关条文，提纲挈领，从脏腑内伤、外感六气，以及病位的不同角度，多维度思考，为充分把握病机奠定了基础，建立了一个执简驭繁的临证外诊思维范式。

附：五邪病证心例 出《难经》

凡病从前来者为实邪，从后来者为虚邪，从所不胜来者为贼邪，从所胜来者为微邪，自病为正邪。假令心病，中风得之为虚邪，伤暑得之为正邪，饮食劳倦得之为实邪，伤寒得之为微邪，中湿得之为贼邪。

假令心病，何以知中风得之？然其色当赤。何以言之？肝主色，自入为青，入心为赤，入脾为黄，入肺为白，入肾为黑。肝为心邪，故知当赤色也。其病，身热，胁下满痛，其脉浮大而弦。

何以知伤暑得之？然当恶臭。何以言之？心主臭，自入为焦臭，入脾为香臭，入肝为臊臭，入肾为腐臭，入肺为腥臭。故知心病，伤暑得之，当恶臭也。其病，身热而烦，心痛，其脉浮大而散。

何以知饮食劳倦得之？然当喜苦味也。虚为不欲食，实为欲食。何以言之？脾主味，入肝为酸，入心为苦，入肺为辛，入肾为咸，自入为甘。故知脾邪入心，当喜苦味也。其病，身热，而体重嗜卧，四肢不收，其脉浮大而缓。喜苦味，非心喜之，谓口中常患苦也。

何以知伤寒得之？然当谵言妄语。何以言之？肺主声，入肝为呼，入心为言，入肾为呻，入肺为哭。故知肺邪入心，为谵言妄语也。其病，身热，洒洒恶寒，甚则喘咳，其脉浮大而涩。寒本肾邪，此以为肺，必兼燥也。谵妄脉涩，皆出于燥。

何以知中湿得之？然当喜汗出不可止。何以言之？肾主液，入肝为泣，入心为汗，入脾为涎，入肺为涕，自入为唾。故知肾邪入心，为汗不可止也。其病，身热，小腹痛，足胫寒而逆，其脉沉濡而大。

附：六气病证总例　出《素问》

风胜则动，热胜则肿，燥胜则干，寒胜则浮，湿胜则濡泄，甚则水闭胕肿。

厥阴所至，为里急，为支痛支柱，妨也，为缩戾①，为胁痛呕泄。所至，谓主令也。后同。

少阴所至，为疡胗身热，为惊惑、恶寒战栗、谵妄，为悲妄、衄蔑②，为语笑。

---

① 缩(ruǎn 软)戾：纠结绞缠以致缩短，指筋肉拘急短缩，肢体屈曲扭转。
② 衄蔑(miè 灭)：狭义专指各种程度的鼻出血，广义上也可指汗孔乃至全身各处出血。

太阴所至，为积饮痞隔，为惊惑稸①满，为中满，霍乱吐下，为重，胕肿。重，体重也，如怠惰四肢不举，湿胜则缓故也。

少阳所至，为嚏呕，为疮疡，为惊躁瞀昧暴病即暴痛也，为喉痹、耳鸣、呕涌，为暴注、瞤瘛、暴死。

阳明所至，为浮虚，为尻。尻阴股膝髀腨胻②足病即痛字，为皴揭，为尻嚏。

太阳所至，为屈伸不利，为腰痛，为寝汗，为流泄禁止。

尺肤滑涩肘臂掌脐寒热决病篇 出《灵枢》

审其尺之缓急大小滑涩，肉之坚脆，而病形定矣。

视人之目窠上微痈—作痈、雍，如新卧起状，其颈脉动，时咳，按起手足上，宫③而不起者，风水肤胀也。水胀篇：按其腹，随手而起，如裹水之状者，水也；宫而不起，腹色不变者，肤胀也；腹筋起者，臌胀也。

【点评】本段辑取自《灵枢·论疾诊尺》，其中"视人之目窠上微痈，如新卧起状，其颈脉动，时咳，按其手足上，宫而不起者，风水肤胀也"一句，为望诊、切诊相结合的方法诊察水肿患者的最早记载。

尺肤滑以淖泽者，风也；尺肉弱者，解㑊④尺脉缓涩，谓之解㑊；安卧脱肉者，寒热不治。

---

① 稸：同"蓄"。
② 胻(héng 横)：小腿。
③ 宫(yǎo 咬)：凹陷。
④ 解㑊：身体倦怠。

尺肤滑而泽脂者，风也；尺肤涩者，风痹也面部阙中，色以薄泽为风，冲浊为痹；尺肤粗如枯鱼之鳞者，水泆①饮也；尺肤热甚，脉盛躁者，病温也；其脉盛而滑者，汗且出也。人一呼脉三动，一吸脉三动，而躁，尺热，曰病温；尺不热，脉滑，曰病风；脉涩，曰痹。

尺肤寒，其脉小者，泄，少气。尺寒脉细，谓之后泄。

尺肤炬然《脉经》作烜然，下并同，先热后寒者，寒热也；尺肤先寒，久持之而热者，亦寒热也。寒热，疟之类也。

尺涩脉滑，谓之多汗。滑者阴气有余，为多汗而身寒。脉粗尺常热者，谓之热中。脉粗大者，阴不足，阳有余，为热中也。

肘所独热者，腰以上热；手所独热者，腰以下热；肘前独热者，膺前热；肘后独热者，肩背热；臂中独热者，腰腹热；肘后粗以下三四寸热者，肠中有虫；掌中热者，腹中热《难经》以掌中热而啘，为心病；掌中寒者，腹中寒；尺炬然热，人迎大者，当夺血人迎指喉脉言，谓此象将必夺血也。当作尝，非；尺坚大，脉小甚，少气，色白，恍有加，立死。

胃中热，则消谷，令人悬心善饥；脐以上皮热，肠中热，则出黄如糜；脐以下皮寒当作热，胃中寒，则腹胀；肠中寒，则肠鸣飧泄；胃中寒，肠中热，则胀而且泄；胃中热，肠中寒，则疾饥，小腹痛胀。

百病头身手足寒热顺逆死生篇

寒气暴上因寒而气上暴喘也，脉满而实，何如？曰：实而滑则生，实而逆则死。脉实满，手足寒，头热，何如？曰：春秋则生，冬夏则

---

① 泆(yì 易)：古通"溢"。

死。脉浮而涩，涩而身有热者死。其形尽满_{身面俱肿}，何如？曰：其形尽满者，脉急大坚，尺涩而不应也。如是者，从则生，逆则死。所谓从者，手足温也；所谓逆者，手足寒也。_{上喘满胕肿}

肠澼便血，何如？曰：身热则死，寒则生。脉悬绝_{此专指悬绝小也，不言小者，对下文滑大而可知也}则死，滑大则生。肠澼下白沫，何如？曰：脉沉则生，浮则死。肠澼，身不热，脉不悬绝，何如？曰：脉滑大者生，悬涩者死，以脏期之。

泄及便脓血诸过者，切之涩者，阳气有余也；滑者，阴气有余也。阳气有余为身热无汗，阴气有余为多汗身寒，阴阳俱有余则无汗而寒。_{此发明滑涩寒热之义也。}

肾脉小搏沉为肠澼下血，血温身热者死。《素问》

下利，脉大者，为未止；脉微弱数者，为欲自止，虽发热不死。少阴病，吐利，手足不逆冷反发热者，不死。脉不至者，灸少阴七壮，脉还，手足温者生，不者死。下利，恶寒而蜷卧，手足温者可治，逆冷者死。_{身热有不死者，其热在初起为外感，在日久为胃中湿热，非阴虚血竭孤阳飞越之躁热。上肠澼下利 仲景}

脉至如搏，血衄，身热者死。脉来悬钩浮，为常脉。《素问》

吐血，咳逆上气，其脉数，而有_{一作身}热，不得卧者死。_{此虚劳败候，自古无治法矣。上衄血吐血 仲景}

乳子中风热，喘鸣肩息者，脉实大也，缓则生，急则死。乳子而病热，脉悬小者，手足温则生，寒则死。_{上乳子病风热，与常人不同者，乳子则阴血必虚，而阳气亦大耗也。}

阴在内，阳之守也；阳在外，阴之使也。阳胜则身热，腠理闭，喘粗为之俯仰，汗不出而热，齿干以烦悗，腹满死，能冬不能夏。阴胜则生寒，汗出，身常清，数栗而寒，寒则厥，厥则腹满死，能夏不

能冬。上虚劳之偏阳偏阴者，俱以腹满为死者，上损下损，过脾皆不治也。《素问》

内伤伤于七情，阴血虚耗及劳役饮食饥饱不节者，病则手心热，手背不热。掌中热而腕为心病。外伤风寒者，病则手背热盛，过于手心也。上东垣《内外伤辨·手》

凡病初起，手足俱冷，为阴寒。手足常畏冷，为阳虚。若足冷手不冷，身体发热，头或痛或不痛者，有夹阴，有内伤阳虚，亦有湿温病。足冷手温，多汗妄言，此痰气结于中焦，阳气不得下通也。若手冷而足热如火者，此阴衰于下，阳衰于上，三焦痞隔之象也。亦有因脾胃湿热郁盛，而肺虚浊气下流者，当有软弱之候。若加感寒湿，当见赤肿，即脚气是也。石顽

【点评】本篇周氏辑取了《内经》及仲景、李东垣、张石顽等名论，阐发外诊过程中诊察头身手足的重要意义，其法察其阴阳寒热，参合脉诊，而判别诸症顺逆，可谓融各家之长。周氏这种从研究经典入手，溯本寻源，并采撷百家，融贯古今，取其长而舍其短，结合临床实际，然后有所彻悟的治学方法，也十分值得借鉴。

形气有余不足篇　附营卫并行

寒伤形，热伤气；气伤痛，形伤肿。故先痛而后肿者，气伤形；先肿而后痛者，形伤气也。《素问》

病在阳者命曰风，在阴者命曰痹，阴阳俱病命曰风痹。病有形而不痛者，阳之类也；无形而痛者，阴之类也。阴痹者，按之不可得。无形而痛者，其阳完而阴伤之也，急治其阴，无攻其阳。有形而不痛者，

其阴完而阳伤之也，急治其阳，无攻其阴。阴阳俱动，乍有形，乍无形，加以烦心，命曰阴胜其阳，此谓不表不里，其形不久。《灵枢》

形盛脉细，少气不足以息者危。形瘦脉大，胸中多气者死，形气相得者生。平人气胜形者寿。病而形肉脱，气胜形者死，形胜气者危。目眶内陷者死。皮肤着入声，枯也者死。脱肉，身不去者死。形肉已脱，九候虽调，犹死。若夫急虚身中，譬如堕溺，不可为期，其形肉虽不脱，犹死也。病而气胜形者，喘息低昂，抬肩撼胸。

形弱气虚死。形气有余，脉气不足死。脉气有余，形气不足生。

气盛身寒恶寒，得之伤寒。气虚身热恶热，得之伤暑。谷入多而气少者，得之有所脱血，湿居下也。谷入少而气多者，邪在胃及与肺也。脉小血多者，饮中热也。脉大血少者，脉有风气，水浆不入也。《素问》

形气不足，病气有余，是邪胜也，急当泻之。形气有余，病气不足，急当补之。形气不足，病气不足，此阴阳俱不足也。不可刺之，刺之重不足，则阴阳俱竭，血气皆尽，五脏空虚，筋骨髓枯，老者灭绝，壮者不复矣。形气有余，病气有余，此阴阳俱有余也。急泻其邪，调其虚实。李东垣曰：病来潮作之时，病气精神增添者，是为病气有余，乃邪气胜也，急泻之。病来潮作之时，神气困弱者，为病气不足，乃真气不足也，急补之。不问形气有余不足，只从病气上分别补泻。形谓皮肉筋骨血脉也，气谓口鼻气息也。东垣释《内经》，出《内外伤辨》

荣之生病也，寒热少气，血上下行。卫之生病也，气通当是冲痛，时来时去，怫忾①贲响，风寒客于肠胃之外。寒痹之为病也，留而不

---

① 怫忾(fú kài 福忾)：气郁满貌。

去，时痛而皮不仁。寒痹有椒姜桂心醇酒熨法。

荣气虚则不仁，卫气虚则不用，荣卫俱虚则不仁，且不用，肉如故也，人身与志不相有，曰死。卫虚不用，故治偏废，重用芪防。

诸病以肥瘦决难治易治篇

脉一来而久住者，宿病在心主中治；脉二来而久住者，病在肝支中治；脉三来而久住者，病在脾下中治；脉四来而久住者，病在肾间中治；脉五来而久住者，病在肺支中治。五脉病，虚羸人得此者死。所以然者，药不得而治，针不得而及。盛人可治，气全故也。《脉经》

曹山跗，病肺消瘅，加寒热，不治。所以然者，其人尸夺，尸夺者形弊，形弊者不当关灸镵①石及饮毒药也。

齐丞相舍人奴伤脾，法当至春死，乃至四月泄血死者，诊其人时愈顺，愈顺者人尚肥也。奴之病得之流汗数出，炙于火而以出，见大风也。原文：一愈顺及一时。又安谷者过期，不安谷者不及期。上《仓公传》

《续名医类案》载：白云集万镒家贫，右臂痿废。一旦遇人谓之曰：汝少饶今涩，怒盛于肝，火起于脏也。因扪右臂曰：幸尚瘦，可治也。武夷茶，涧水饮之，久自愈。合前诸论案，若不相合者。盖尝思之，肢臂痿废者，正气不至其处，则喜其瘦，为邪气亦所不居，充其正气而可复也。虚损发于五脏，见于周身，则喜其肥，为津液尚未销尽，扶其正气而可复也。然肥瘦亦须不失常度，若瘦如枯柴，肥如腐尸，岂可为哉。

凡患脚气诸风，其人本黑瘦者易治，肥大肉厚赤白者难愈。黑人耐风湿，赤白不耐风湿也。瘦人肉硬，肥人肉软，肉软则受疾至深矣。《千金方》

---

① 镵（chán 缠）：锐器，此处指治病用的石针。

此论其人之本肥本瘦也，故与上文因病变肥变瘦者不同，肥人肉淖理疏，邪气易于深入，而痰多气滞，又难于出，故难治也。凡痛疽痿痹者，俱当根据此例诊之。

肥人多中风，以形厚气虚难以周流，气滞痰生，痰积生火，故暴厥也。瘦人阴虚，血液衰少，相火易亢，故多劳嗽。张石顽尝谓有人年盛体丰，冬时腰痛，不能转侧，怯然少气，足膝常冷。与肾气丸不应，反转寒热喘满者，肥人多湿。脉沉者，湿遏气脉也。腰痛不能转侧者，湿伤经络也。怯然少气者，湿干肺胃，气不舒也。足膝常冷者，阳气不能四达也。法当散气行血，以助流动，而反与滋腻养荣，宜其增剧也。

【点评】除了对于经典形色诊法的论述整理外，周氏还提出"诸病以肥瘦决难治易治"的观点，认为"肥人肉淖理疏，邪气易于深入，而痰多气滞，又难于出，故难治也"。肥人易患中风，周氏认为其原因是"形厚气虚难以周流，气滞痰生，痰积生火，故暴厥也"。而瘦人易患劳嗽，是因为"瘦人阴虚，血液衰少，相火易亢"。对于从患者外形的肥瘦，察知其气血盛衰的原理做了简明准确的论述。

骨槁肉陷篇 附损至脉证

大骨枯槁，大肉陷下，胸中气满，喘息不便，其气动形，期六月死。真脏脉见，予之期日。肺绝

大骨枯槁，大肉陷下，胸中气满，喘息不便，内痛引肩项，期一月死。真脏见，乃予之期日。心绝

大骨枯槁，大肉陷下，胸中气满，喘息不便，内痛引肩项，身热，脱肉破䐃，真脏见，十日原作月，非之内死。脾绝

大骨枯槁，大肉陷下，肩髓内消，动作益衰，真脏未见，期一岁。见其真脏，乃予之期日。肾绝 肩髓之肩，疑是骨字之讹。

大骨枯槁，大肉陷下，胸中气满，腹内痛，心中不便，肩项_{肩项}<small>上似当有引字</small>身热，破䐃脱肉，目眶陷，真脏见，目不见人，立死。其见人者，至其所不胜之时则死。<small>肝绝</small>

急虚身中，卒至五脏闭绝，脉道不通，气不往来，譬于堕溺，不可为期。其脉绝不来，若一息五六至，其形肉虽不脱，真脏虽不见，犹死也。<small>急有虚邪而身中之，猝令五脏气闭，如堕溺不可期也。脉法：再动一至，故一息五六至者，十动以上也。林亿以为误文，疏矣。上《素问》</small>

一呼三至，至一呼六至者<small>此一动一至之例也，</small>此至之脉也。一呼一至，至四呼一至者，此损之脉也。至脉从下上，损脉从上下。<small>上下即内外也。吴师朗谓虚损有外感内伤两大端，即此义。</small>一损损于皮毛，皮聚而毛落。二损损于血脉，血脉虚少，不能荣于五脏六腑也。三损损于肌肉，肌肉消瘦，饮食不为肌肤。四损损于筋，筋缓不能自收持。五损损于骨，骨痿不能起于床。反此者，至之为病也。从上下者，骨痿不能起于床者死。从下上者，皮聚而毛落者死。<small>《灵枢》本脏篇叙五脏内伤，均以毛悴色夭为死证，即此义。</small>损其肺者益其气，损其心者调其荣卫，损其脾者调其饮食，适其寒温，损其肝者缓其中，损其肾者益其精。<small>《难经》</small>

【点评】真脏脉是指五脏真气败露，表现为但弦、但钩、但代、但毛、但石等，《素问·玉机真脏论》曰："邪气胜者，精气衰也。故病甚者，胃气不能与之俱至于手太阴，故真脏之气独见。独见者，病胜脏也，故曰死。"又曰："诸真脏脉见者，皆死不治也。"真脏脉的出现则预示胃气衰败，疾病转向危重、凶险和难治，预后险恶。而对于具体死亡的时间，虽言之凿凿，但由于危重患者病情复杂，对于病情、预后的判断以及生死的预测，尚需与其他四诊资料综合分析判断，切不可但见真脏脉便云患者必死矣。诚如《濒湖脉学》所言："真脉既形，胃已无气，参察色症，断之以臆。"

诊大肉消长捷法篇

病人大肉已落，为不可救药，盖以周身肌肉，瘦削殆尽也。余每以两手大指次指后，验大肉之落与不落，以断病之生死，百不失一。病患虽骨瘦如柴，验其大指次指之后，有肉隆起者，病纵重可医。若他处肌肉尚丰，验其大指次指之后，无肉隆起，而反见平陷者，病即不治矣。周慎斋三书云：久病形瘦，若长肌肉，须从内眦眼下胞长起，以此属阳明胃，胃主肌肉故也。此言久瘦渐复之机也，不可不知。赵晴初

目眶为足阳明所系，极与大肉相关。惟下利，专泄胃气，其目眶虽陷，而面色神光未改者，不足为虑。

若壮年无病，目眶忽陷，久而不复；咳嗽带红，而目眶常陷；诸病饮食倍增，身面加肥，而目眶独陷，皆脾真暗败之先征。即面色神光未改，且觉难于挽回。补救及时，方药针对，仅可侥幸百一。若加见山根黯惨，两角无光，短期速矣。再瘦人与高年，目眶虽陷而无虑者，盖陷之形有不同也。胞皮宽纵，眶骨不至削如锋刃者，是乃常见之事。若胞皮吸入骨里凹成深坑，得不谓之非常之变乎。

【点评】本篇所言诊大肉消长捷法，乃赵晴初临床经验所得，恐知之者为数不多，很值得验证和掌握。至于所述目眶凹陷与预后的关系，亦有一定的参考价值，未可草率读过。

病深而形色毛发有不变者篇

营气霈然①者，病在血脉。是邪气激其血脉，光泽浮越于外也。邪气者，湿热也。

五色精微象见矣，其寿不久也。是五脏精华全越于外也。前为邪盛，此为真漓。故曰色明不粗沉夭者，为病甚。

尝贵后贱，虽不中邪，病从内生，名曰脱营。尝富后贫，名曰失精。五气流连，病有所并。不在脏腑，不变躯形，身体日减，气虚无精，病深无气，洒洒然时惊。病深者，以其外耗于卫，内夺于荣也。脱营失精，精气外浮，其内愈竭，而毛发面色愈美，此为病在心，心华在面，精气并于心故也。所谓并者，虚而相并也。故凡坐伤于忧愁思虑者，即肌肉消瘦，肢节酸软，而毛发面色自美也。凡男女爱慕，功名抑郁者，多有此候。故《脉经》曰：忧恚思虑，心气内索；面色反好，急求棺椁②。上《素问》

【点评】脱营、失精之症，首载于《素问·疏五过论》，脱营、失精在古代常并称，是没有感受外邪，仅由身份贵贱和家境贫富变化所导致。两者虽皆由情志内伤而作，但病机有别，病位不一。脱营病在血，与五脏相关，与心关系尤为密切，张景岳有云："营者，阴气也。营行脉中，心之所主，心志不舒则血无以生，脉日以竭，故为脱营。"失精病在精，与脾胃关系密切，《增补内经拾遗方论》载曰："夫肾藏精，精赖食生，食因富足，五谷为养，五果为助，五畜为益，五菜为充，则精得所养。惟其尝富后贫，虽饘粥齑盐，尚犹不足，而况五谷五果五畜五菜云乎哉。若

---

① 霈(pèi 配)然：盛大的样子。霈，大雨。
② 椁(guǒ 果)：套在棺材外面的大棺材。

而人也，精必不足，故名曰失精。"可见两症根源在于身份骤变，内心悲忧屈辱，也就是现代所谓负性生活事件。综合看来，脱营、失精应是由抑郁情绪导致的躯体疾病，其中必定包含一部分现代抑郁症的范畴。

女子竖病伤脾，在死法中。而视其颜色不变，不以为意，至春果呕血死。其病得之流汗，流汗者同法，病内重，毛发面色泽，脉不衰，此关内之病也。流汗者，自汗也。内关之病，不自知其所痛，心慧然若无苦，若见一病，即不及救。

寒薄吾蛲瘕，腹大，上肤黄粗，循之戚戚音瑟然。饮以芫花一撮，出蛲可数升，病已，三十日如故。病得之于寒湿，寒湿气菀笃不发，化为蛊矣。所以知然者，切其脉，循其尺，其尺索刺粗，而毛发奉美奉即"奉"字，茂也。原注当作秦，非，是虫气也。其色泽者，中脏无邪气及重病也。前案病内重而毛发色泽，此脏无重病而亦然者，何也。读者宜深思其故。上仓公传

面色不变，肌肤日瘦，外如无病，内实虚亏，俗名桃花痄。其证必蒸热咳嗽，或多汗，或无汗，或多痰，或无痰，或经闭，或泄精，或吐血，或衄血，或善食，或泄泻。此为阴火煎熬之证，男女婚嫁过时及少寡者多有之。以阴火既乘阳位，消烁阳分之津液，而阴分津液亦随气而升，竭力以上供其消烁，故肢体日削，而面色愈加鲜泽也。按：阴阳津液之说未莹①。面色属心，心华于面，心神外驰，不能内守，是外有所慕，精神驰骛，故心之精华，全浮于面，与忧菀于内者迥别。仓公前案流汗，汗为心液，亦与心精外越之义符合，后案虫气，是正气未伤，而湿热内盛，化生蛲虫，胃中转多一番生气，故上蒸头面而毛发奉美也。若至虫能饮血啮肠，则亦必渐变枯索矣。

传尸痄者，是恶虫啮人脏腑，其人沉沉嘿嘿，不知所苦，而无处

---

① 莹：本意是指珠光的光彩，引申义为明白、觉悟。

不苦，经年累月，渐就羸瘦。其证蒸热，咳嗽不止，腰背酸痛，两目不明，四肢无力，或面色脱白，或两颊时红，常怀忿怒，夜梦奇怪，或与鬼交，最易传染，甚至灭门。此面时红，阳浮无根也，非虫气矣。上张石顽《医通》

【点评】苏轼《求医诊脉说》云："至虚有盛候，而大实有羸状，差之毫厘，疑似之间，便有死生祸福之异。"本篇所论即"至虚有盛候"之真虚假实证，医者于临证之中，应当不为局部表面现象所迷，抓住病证本质，方不至"误补益疾，反泻含冤"。《素问·标本病传论》指出："病有标本，刺有逆从""谨察间甚，以意调之，间者并行，甚者独行"，正此之谓。

百病虚实顺逆篇

邪气盛则实，精气夺则虚。五实死，五虚死。脉盛，皮热，腹胀，前后不通，闷瞀，此谓五实；脉细，皮寒，气少，泄利前后，饮食不入，此谓五虚。其时有生者，何也？曰：浆粥入胃，泄注止，则虚者活；身汗，得后利，则实者活。何以得粥入泄止，何以得汗与利，是必有望于医者。

气血以并，阴阳相倾，气乱于卫，血逆于经，血气离居，一实一虚。

血并于阴，气并于阳，故为惊狂。阴不胜其阳，脉流薄疾，并乃狂。三阳积并，发为惊狂。邪入于阳，重阳则狂，诸文皆指阳气喷激也。

血并于阳，气并于阴，乃为炅中。炅即炯字，热也。此阳气内郁也。

血并于上，气并于下，心烦惋，善怒。此阳气下抑也。

血并于下，气并于上，乱而善忘。此孤阳亢逆，阴津不能上濡也。

血气并走于上，则为大厥，厥则暴死，气复返则生，不返则死矣。

血气者，喜温而恶寒，寒则泣不能流，温则消而去之。宜用温散温下，不可温补。

是故气之所并为血虚，血之所并为气虚。何者？有者为实，无者为虚，故气并则无血，血并则无气。血与气相失，故为虚焉。络之与孙脉，俱输于经，血与气并，故为实焉。夫阴与阳，皆有俞会，阳注于阴，阴满之外，阴阳匀平，以充其形，九候若一，命曰平人。上虚实以上《素问》

喜怒不测，饮食不节，阴气不足，阳气有余，营气不行所谓气行血止也。阴津不足以载血，使之滑利，而阳气之悍者涌来，血遂拥挤而成痈疽，发为痈疽。阴阳不通，两热相搏是血愈拥挤，而悍气亦不得通，故蒸而为脓矣，乃化为脓。脓成，十死一生。其白眼青，黑眼小，一逆也。纳药而呕，二逆也。腹痛渴甚，三逆也。肩项中不便，四逆也。音嘶色脱，五逆也。除此五者，为顺也。今疡科有五善七恶之说，义即本此。上痈疽顺逆

热病脉静，汗已出，脉躁盛，是一逆也。病泄，脉洪大，是二逆也。着痹不移，䐃肉破，身热，脉偏绝，是三逆也。淫而夺形，身热，色夭然白，及后下血，血衃①笃重，是四逆也。淫，马注谓：好色，非也。凡遗精漏浊下利自盗汗皆是。寒热夺形，脉坚搏，是五逆也。

腹胀，身热，脉大，一逆也。腹鸣而满，四肢清，脉大，二逆也。衄而不止，脉大，三逆也。咳且溲血，脱形，其脉小劲，四逆也。咳，脱形，身热，脉小以疾，五逆也。如是者，不过十五日而

---

① 衃(pēi 胚)：指凝聚成紫黑色的瘀血。

死矣。

腹大胀，四末清，脱形，泄甚，一逆也。腹胀，便血，脉大，时绝，二逆也。咳，溲血，形肉脱，脉搏，三逆也。呕血胸满引背，脉小而疾，四逆也。咳呕，腹胀，且飧泄，其脉绝，五逆也。如是者，不及一时而死矣。<small>上杂病顺逆</small>

热病不可刺者有九。所谓勿刺者，有死征也。一曰汗不出，大颧发赤，哕者死。二曰泄而腹满甚者死。三曰目不明，热不已者死。四曰老人、婴儿热而腹满者死。五曰汗不出，呕，下血者死。六曰舌本烂，热不已者死。七曰咳而衄，汗不出，出不至足者死。八曰髓热者死。九曰热而痉者死。腰折，瘈疭，齿噤齘①也。凡此九者，不可刺也。其可刺者急刺之，不汗且泄。<small>上热病顺逆 以上《灵枢》</small>

【点评】《中藏经》指出："凡人五脏六腑，荣卫官窍，宜平生气血顺度，循环无终，是为无病之本，若有缺绝，则祸必来矣。"通常达变则可知顺逆、判病势、明预后。脉证合参，顺逆可判，形脉相符则为顺，形脉不符则为逆。本篇所述及凡形瘦脉大、胸中多气；形肥脉细，胸中少气，皆可谓形脉不符，可知预后不佳。周氏摘《内经》中虚实顺逆相关论述，撮其精华，辑录于本篇，颇具参考价值。

诸病以昼夜静剧辨阴阳气血篇 <small>出丹溪</small>

昼则增剧，夜则安静，是阳病有余，气病而血不病也。

---

① 齘(xiè 谢)：牙齿相磨切。

夜则增剧，昼则安静，是阴病有余，血病而气不病也。

昼则发热，夜则安静，是阳气自盛于阳分也。昼则安静，夜则发热烦躁，是阳气下陷入阴中也。热入血室

昼则发热烦躁，夜亦发热烦躁，是重阳无阴也。补阴泻阳

夜则恶寒，昼则安静，是阴气自盛于阴分也。夜则安静，昼则恶寒，是阴气上冒于阳中也。夜则恶寒，昼亦恶寒，是重阴无阳也。补阳泻阴

昼则恶寒，夜则烦躁，饮食不入，名曰阴阳交错者死。

按：昼夜静剧，仍须辩证之寒热有余不足。即如昼静夜剧，其证见阳热之有余者，是阳陷入阴也。其证见阴寒之不足者，是阴气自盛也。其证见虚热而不甚者，则为阴虚，而非阳盛矣。其证见微寒而不甚者，又为阳虚，而非阴盛矣。余根据此例推之。更有寒热日夜数过，寒已即热，热已复寒，无已时者，在初病为风气太盛，所谓风胜则动也。在汗后为里邪外争，在下后为外邪内争，皆为阴阳不和，而有病进病退之别也。在久病为阴阳败乱，元气无主也。

[点评] 昼夜节律又称为近日节律、24 小时节律，是指机体某些组织、器官、系统的功能活动呈现大约以 24 小时为界的周期性节律变化。现代研究表明，人体体温、耗氧量、血压、脉搏、血红蛋白含量、白细胞数、血糖、血中氨基酸含量、脑组织中生物化学成分的含量、肾上腺皮质激素等各种激素含量，都具有昼夜节律。而中医学早在《黄帝内经》中，就已对这一规律作了深入思考，认识到人的各种生命活动是"人与天地相应"的表现，是人适应自然界昼夜节律变化的结果，诚如《灵枢·邪客》所言："天有昼夜，人有卧起……此人与天地相应者也。"本篇以昼夜静剧辨阴阳气血，实质上是运用自然界昼夜节律变化的现象和理论来辨别疾病，作为临床诊断的重要依据。

百病善恶形证汇述篇

五脏者，身之强也。头者精明之府，头倾视深①，精神将夺矣。背者胸中之府，背曲肩随，府将坏矣。腰者肾之府，转摇不能，肾将惫矣。膝者筋之府，屈伸不能，行则偻附，筋将惫矣。骨者髓之府，不能久立，行则振掉，骨将惫矣。《难经》髓会绝骨，义即本此。作枕骨，非。得强则生，失强则死。五强

精脱者耳聋。气脱者目不明。津脱者腠理开，汗大泄。液脱者，骨属屈伸不利，色夭，脑髓消，胫酸，耳数鸣。血脱者色白，夭然不泽，其脉空虚。《难经》脱阳者见鬼，脱阴者目盲。五脱

是以夜行，则喘出于肾，淫气病肺。有所堕恐，喘出于肝，淫气害脾。有所惊恐，喘出于肺，淫气伤心。度水跌仆，喘出于肾与骨。当是之时，勇者气行则已，怯者则着而为病也。五喘

故饮食饱甚，汗出于胃。疾走恐惧，汗出于肝。惊而夺精，汗出于心。持重远行，汗出于肾。摇体劳苦，汗出于脾。故春秋冬夏，四时阴阳，生病起于过用，此为常也。五汗

面肿曰风。足胫肿曰水。颈脉动，喘疾，咳，曰水。目裹微肿，如卧蚕起之状，曰水。溺黄赤，安卧者，黄疸。已食如饥者，胃疸。风水疸 上《内经》

病欲得寒而欲见人者，病在腑也；病欲得温而不欲见人者，病在脏也。何以言之？腑者阳也，阳病欲得寒，又欲见人；脏者阴也，阴病欲得温，又欲闭户独处，恶闻人声。故以别知脏腑之病也。阳入之阴

---

① 视深：指眼睛深陷。

则静，阴出之阳则怒，此病机也。《难经》

病六七日病，谓卧病不动，不知人也，手足三部脉皆至，大烦而口噤不能言，其人躁扰者，必欲解也。若脉和，其人大烦，目重，睑内际黄者，此谓欲解也。脉皆至者，其先脉伏也。脉和者，本未伏也。

病人家来请云：病人发热烦极。明日师到，病人向壁卧，此热已去也。设令脉不和，处言已愈。

师持脉，病人欠者，无病也。脉之呻者，病当是痛字也。言迟者，风也。摇头言者，里痛也。行迟者，表强也。坐而伏者，短气也。坐而下一脚《脉经》作膝者，腰痛也。里实，护腹如怀卵物者，心痛也。

诸脉浮数，其人当发热，而反时时洒淅恶寒，若身中或腹内有痛处，饮食如常者，必蓄积有脓也。在身者为诸痈疽，在内者为肺痈肠胃诸痈也。

浸淫疮，从口起流向四肢者，可治。从四肢流来入口者，不可治。病在外者可治，入里者即死。肿胀由四肢向腹者死，由腹向四肢者可治。又凡面色，起于耳目口鼻之窍而外行者，病可治；由外部而入窍者，病即死矣。仲景

凡不病而五行绝者死五行，即五官也。绝如目匡陷、眉系倾、唇反、人中满是，不病而性变者死，不病而暴语妄者死，不病而暴不语者死，不病而暴喘促者死，不病而暴强厥者死，不病而暴目盲者死，不病而暴耳聋者死，不病而暴缓痿者死，不病而暴肿满者死，不病而暴大小便结者死，不病而暴昏冒如醉者死，此皆内气先尽故也。逆者即死，顺者二年无有生者也。凡辨生死之法，声色心性，但一改常，即死矣。又有无病而暴面色惨黯，无病而暴肌肉瘦削，皆凶。《中藏经》

凡察病者身，以轻易转侧而热者为阳。病在气分。若肢体骨节疼痛，为表证。以沉重难移动而寒者为阴。病入血分。若腹痛自利厥逆，宜温经。然中湿亦主身重痛，湿痹则身痛，关节不利。风湿则身痛而

肿，骨节烦疼掣痛，不得屈伸，汗出恶风，而不欲去衣。若少腹硬痛，小便不利为溺涩，小便利为蓄血。未发热而厥者，寒也。发热久而后厥者，热深也。背微恶寒者，阳微也。自汗身重，鼻鼾多睡，风温也。肉瞤筋惕，汗下虚也。手足瘛疭，虚而有风也。循衣撮空，有阳明实证，又有似撮空而执持坚急者，亦属内热，非尽绝证。石顽

【点评】本篇归纳了历代医家通过外在形证判别诸病善恶的经验，各有特点，可供参详。但测知疾病预后须得综合分析，论述中"生""死""可治""不可治"，均非绝对，从治疗难易的角度理解更为恰当。临证能凭形证测知预后，对提高疗效大有裨益，但仍需密切观察，积极治疗，切不可囿于古人之言，掉以轻心或轻言放弃。

附：李东垣内外伤辨证

外感八风之邪，乃有余证也。内伤饮食不节，劳役所伤，皆不足之病也。其内伤，亦恶风自汗，若在温暖无风处，则不恶矣，与外伤鼻流清涕、头痛自汗颇相似，细分之特异耳。外感风邪，其恶风自汗、头痛、鼻流清涕，常常有之，一日一时增加愈甚，直至传入里作下证乃罢。语声重浊，高厉有力，鼻息壅塞而不通，能食，腹中和，口知味，大小便如常，筋骨疼痛，不能摇动，便着床枕，非扶不起。其内伤与饮食不节，劳役所伤，然亦恶风，居露地中，遇大漫风起，却不恶也，惟门窗隙中些小贼风来，必大恶也，与伤风伤寒俱不同矣。况鼻流清涕、头痛自汗，间而有之。鼻中气短，少气不足以息，语则气短而怯弱，妨食，或食不下，或不欲食，三者互有之。腹中不和，或腹中急而不能伸，口不知五谷之味，小便频数而不渴。初劳役

得病，食少，小便赤黄，大便常难，或涩或结，或虚坐，只见些小白脓；时有下气，或泄黄如糜，或溏泄色白，或结而不通。若心下痞，或胸中闭塞，如刀劙①之痛，二者亦互作，不并出也。有时胃脘当心而痛，上支两胁痛，必脐下相火之势，如巨川之水，不可遏而上行，使阳明之经逆行，乱于胸中，其气无止息，甚则高喘，热伤元气，令四肢不收，无气以动，而懒倦嗜卧。以其外感风寒俱无此证，故易为分辨耳。总论

内伤及劳役饮食不节病，手心热，手背不热。外伤风寒，则手背热，手心不热。辨手心手背

若饮食劳役所伤，其外证必显在口，必口失谷味，必腹中不和，必不欲言，纵勉强对答，声必怯弱，口沃沫多唾，鼻中清涕或有或无，即阴证也。外伤风寒，则其外证必显在鼻，鼻气不利，声重浊不清利，其言壅塞，盛有力，而口中必和，伤寒则面赤，鼻壅塞而干，伤风则流清涕而已。《内经》云：鼻者肺之侯。肺气通于天，外伤风寒，则鼻为之不利。口者坤土也，脾气通于口，饮食失节，劳役所伤，口不知谷味，亦不知五味。又云：伤食恶食，伤食明矣。辨口鼻

外伤风寒者，故其气壅盛而有余。内伤饮食劳役者，其口鼻中皆气短促不足以息。何以分之？盖外伤风寒者，心肺元气初无减损，又添邪气助之，使鼻气壅塞不利，面赤不通，其鼻中气不能出，并从口出，但发一言，必前轻而后重，其言高，其声壮厉而有力。是伤寒则鼻干无涕，面壅色赤，其言前轻后重，其声壮厉而有力者，乃有余之验也。伤风则决然，鼻流清涕，其声嗄②，其言响如从瓮中出，亦前

---

① 劙（lí 离）：割。
② 嗄（shà 煞）：声音嘶哑。

轻而后重，高揭而有力，皆气盛有余之验也。内伤饮食劳役者，心肺之气先损，为热所伤，热既伤气，四肢无力以动，故口鼻中皆短气，少气上喘，懒语，人有所问，十不欲对其一，纵勉强答之，其气亦怯，其声亦低，是其气短少不足之验也。明白如此，虽妇人女子亦能辨之，岂有医者反不能辨之乎。_{辨气少气盛}

内证头痛，有时而作，有时而止。外证头痛，常常有之，直须传入里实方罢。此又内外证之不同者也。_{辨头痛}

内伤等病，是心肺之气已绝于外，必怠惰嗜卧，四肢沉困不收，此乃热伤元气。脾主四肢，既为热所乘，无气以动。经云热伤气，又云热则骨消筋缓，此之谓也。若外伤风寒，是肾肝之气已绝于内，肾主骨为寒，肝主筋为风，自古肾肝之病同一治，以其递相维持者也，故经言胆主筋，膀胱主骨是也。或中风，或伤寒，得病之日，便着床枕，非扶不起，筋骨为之酸痛，不能动摇，乃形质之伤。经云寒伤形，又云寒则筋挛骨痛，此之谓也。_{辨筋骨四肢}

仲景《伤寒论》云：中风能食，伤寒不能食。二者皆口中和而不恶食。若劳役所伤，及饮食失节，寒温不适，三者俱恶食，口不知五味，亦不知五谷之味。只此一辨，足以分内外有余不足二证也。伤寒证，虽不能食，而不恶食，口中和，知五味，亦知谷味，盖无内证，则心气和，脾气通，知五谷之味矣。_{辨外伤不恶食，若劳役，饮食失节，寒温不适，此三者皆恶食。}

【点评】从表面来看，李东垣所言"恶食"与张仲景所论"不能食"类似。但"恶"即"厌恶"，见到食物即无食欲，"口不知五味，亦不知五谷之味"系因内伤脾胃，为劳役所伤及饮食失节、寒温不适所致；而"不能食"只是吃不下食物而已，缘于中气未损，脾胃功能尚存。辨别此二者，关键在于辨明脾胃之气的盛衰，正如李氏所言：“其中变化，皆由中气不足，乃能生发耳。”

李氏立法紧扣脾胃，对于现代临床具有极大的指导意义，在辨治上注重阴、阳、寒、热、虚、实，对患者平素体质生活习惯要有确切审查，即“病形有余不足当补当泄”之理。

外感风寒之邪，三日已外，谷消水去，邪气传里，始有渴也，内伤饮食失节、劳役久病者，必不渴，是邪气在血脉中有余故也。初劳役形质、饮食失节伤之重者，必有渴，以其心火炽，上克于肺金，故渴也，又当以此辨之。虽渴欲饮冷水者，当徐徐少与之，不可纵意而饮，恐水多峻下，则胃气愈弱，轻则为胀，重则传变诸证，必反复闷乱，百脉不安，夜加增剧，不得安卧，不可不预度也。辨渴与不渴

或因劳役动作，肾间阴火沸腾，事闲之际，或于阴凉处解脱衣裳，更有新沐浴，于背阴处坐卧，其阴火下行，还归肾间。皮肤腠理极虚无阳，但风来为寒凉所遏，表虚不任其风寒。自认外感风寒，求医解表，以重绝元气，取祸如反掌。苟幸而免者，亦致虚劳，气血皆弱，不能完复。且表虚之人，为风寒所遏，亦是虚邪犯表，始病一二日之间，特与外中贼邪有余之证，颇相似处，故致疑惑。请医者只于气少气盛上辨之。其外伤贼邪，必语声前轻后重，高厉而有力。若是劳役所伤，饮食不节，表虚不足之病，必短气气促，上气高喘，懒语，其声困弱而无力，至易见也。若毫厘之误，则千里之谬也。辨劳役受病表虚不可作表实治之

复有一节，乘天气大热之时，在于路途中劳役得之，或在田野间劳形得之，或更有身体薄弱，食少劳役过甚，又有修善常斋之人，胃气久虚。而因劳役得之者，皆与阳明中热白虎汤证相似，必肌体扪摸

之壮热，必躁热闷乱，大恶热，渴而饮水，以劳役过甚之故。亦身疼痛，始受病之时，特与中热外得有余之证相似，若误与白虎汤，旬日必死。此证脾胃大虚，元气不足，口鼻中气皆短促而上喘，至日转以后，是阳明得时之际，病必少减。若是外中热之病，必到日晡之际，大作谵①语，其热增加，大渴饮水，烦闷不止，其劳役不足者；皆无此证，尤易为分解。若有难决疑似之证，必当待一二日，求医疗治，必不至错误矣。辨证与中热颇相似

五脏阴阳绝证篇

脉浮而洪—作滑，身汗如油，喘而不休，水浆不下，体形不仁，乍静乍乱，此为命绝也。

又未知何脏先受其灾。如汗出发润，喘不休者，此为肺先绝也。

阳反独留，形体如烟熏，直视摇头者，此为心绝也。

唇吻反青，四肢漐习②者，此为肝绝也。

环口黧黑，柔汗发黄者，此为脾绝也。

溲便遗失，狂言，目反，直视者，此为肾绝也。

又未知何脏阴阳前绝。若阳气前绝，阴气后竭者，其人死，身色必青；阴气前绝，阳气后竭者，其人死，身色必赤，腋下温，心下热也。

六腑气绝于外者，手足寒，上气，脚缩；五脏气绝于内者，利不禁，下甚者手足不仁。仲景

---

① 谵(zhān)：说梦话，病人呓语。
② 漐(zhí直)习：病人手足出汗颤抖。漐，汗出貌；习，鸟数飞也。

五脏气绝于内者，脉口气内绝不至，其死也，内气重竭，无气以动，故静。五脏气绝于外者，脉口气外绝不至，其死也，阳气反入，阴气有余阳并于阴，故躁。《灵枢》

肝绝，八日死。何以知之？面青，但欲伏眠，目视而不见人，汗一作泣出如水不止。又面肿苍黑，肝败。

胆绝，七日死。何以知之？眉为之倾。

筋绝，九日死。何以知之？手足爪甲青，呼骂不休。

心绝，一日死。何以知之？肩息，目亭亭回视。又手掌并缺盆骨满，心败。

小肠绝，六日死。何以知之？发直如干麻，不得伸屈，自汗不止。

脾绝，十二日死。何以知之？口冷，足肿，腹热，胪胀，泄利不觉，出无时度。又脐肿满突出，脾败。

胃绝，五日死。何以知之？脊痛，腰中重，不可反侧，腓肠平。《中藏经》此文云骨绝，据诸证属肾，当是胃。

肉绝，六日死。何以知之？耳干，舌肿，溺血，大便赤泄。

肺绝，三日死。何以知之？口张，气但出而不还。又鼻黑唇肿。肺败。

大肠绝，不治。何以知之？泄利无度，利绝则死。

肾绝，四日死。何以知之？齿为暴枯，面为正黑，目中黄色，腰欲折，自汗出如流水，足心肿。又阴阳肿不起，肾败。

骨绝，十日死。何以知之？齿黄落，色如熟小豆，或齿忽变黑，或齿光无垢。以上《脉经》参《中藏经》

【点评】本篇周氏辑取多部著作中有关绝证的论述，随证测知病情轻重及预后，可供参详。但同时也必须认识到，论述虽言之凿凿，但个中玄机尚待进一步揭示。危重患者病情复杂，即便现代技术手段亦难以完全胜任对其病情、预后的判断以及生死的预测。所谓"绝证"仅提示难治，医者临证应当竭尽全力，万不可一见"绝证"便束手无策，坐以待毙。

形诊络脉形色类

络解篇

经脉十二者，伏行分肉之间，深而不见。其常见者，足太阴过于外当是内字踝之上，无所隐故也。诸脉之浮而常见者，皆络脉也。故经脉者，常不可见也。其虚实也，以气口知之。脉之见者，皆络脉也。诸络脉者，皆不能经大节之间，必行绝道而出入，复合于皮中，其会皆见于外。

阳明之阳，名曰害蜚。上下同法上下，手足经也，视其部中有浮络者，皆阳明之络也。其色多青则痛，多黑则痹，黄赤则热，多白则寒，五色皆见，则寒热也。络盛则入客于经，阳主外，阴主内。

少阳之阳，名曰枢持。上下同法，视其部中有浮络者，皆少阳之络也。络盛则入客于经，故在阳者主内，在阴者主出，以渗于内，诸经皆然。阳注于阴，阴满之外。

太阳之阳，名曰关枢。上下同法，视其部中有浮络者，皆太阳之络也。络盛则入客于经。

少阴之阴，名曰枢儒。上下同法，视其部中有浮络者，皆少阴之络也。络盛则入客于经。其入经也，从阳部注于经；其出者，从阴内注于骨。

心主之阴，名曰害肩。上下同法，视其部中有浮络者，皆心主之络也。络盛则入客于经。

太阴之阴，名曰关蛰。上下同法，视其部中有浮络者，皆太阴之络也。络盛则入客于经。

凡此十二经之络脉者，皆皮之部也。是故百病之始生也，必先于皮毛。邪中之则腠理开，开则入客于络脉，留而不去，传入于经。留而不去，传入于腑，廪于肠胃。邪之始入于皮也，溯然①起毫毛，开腠理。其入于络也，则络脉盛，色变；其入客于经也，则感虚乃陷下。其留于筋骨之间，寒多则筋挛骨痛，热多则筋弛骨消，肉烁䐃破，毛直而败。上皮部论

按：络有二说：一经脉之分支者，以其能从此经络于彼经也，在三阳之部曰阳络，三阴之部曰阴络。一脏腑之膜与系也，膜能包络脏腑之体，系能连络脏腑于身，此皆谓之阴络。《素问》：脉代而钩者，病在络脉。仓公：代者络脉有过，皆以脏腑之系言之。系有病，则脏腑之气不能畅达于身，而脉来不一矣。至于经脉之分络，行于身者，虽有部位，而人不尽同。故曰络脉者，实则必见，虚则必下，视之不见，求之上下。人经不同，络脉异所别也。凡以络脉求穴者，须知此义。

络形篇 《素问·缪刺论》叙络脉病证甚详，集隘不能备录

何谓虚实？曰：邪气盛则实，精气夺则虚。经络俱实，何如？曰：是寸脉急，而尺缓也，皆当治之。寸口候经，所谓经不可见，其虚实以气口知之也。尺肤候络，所谓皮之部也。脉实满而急，络实则膜起而缓。滑则从，涩则

---

① 溯然：寒栗貌。

逆也。夫虚实者，皆从其物类始，故五脏骨肉滑利，可以久长也。言虚实无定形，因物类以为推，如其物本涩者，即以得其涩为实，失其涩为虚矣。人之五脏骨肉本滑利，故不失其滑利者，可以久长也。

络气不足，经气有余，何如？曰：脉口热而尺寒也。秋冬为逆，春夏为从，治主病者。

经虚络满，何如？曰：经虚络满者，尺热满，脉口寒涩也，此春夏死，秋冬生。治此者络满经虚，灸阴刺阳；经满络虚，刺阴灸阳。络阳经阴，刺泻灸补。

色脉与尺之相应也，如桴鼓影响之相应也，不得相失也，此亦本末根叶之出候也。色脉形肉不得相失，故知一则为工，知二则为神，知三则神且明。调其脉之缓、急、大、小、滑、涩，而病变定矣。脉急者，尺之皮肤亦急；脉缓者，尺之皮肤亦缓；脉小者，尺之皮肤亦减而少气；脉大者，尺之皮肤亦贲而起；脉滑者，尺之皮肤亦滑；脉涩者，尺之皮肤亦涩。凡此变者，有微有甚。诸急者多寒，缓者多热。大者多气少血，小者血气皆少。滑者阳气盛，微有热；涩者多血少气，微有寒。是故刺急者，深内而久留之。刺缓者，浅内而疾发针，以去其热。刺大者，微泻其气，无出其血。刺滑者，疾发针而浅内之，以泻其阳气而去其热。刺涩者，必中其脉，随其逆顺而久留之，必先按而循之，已发针，疾按其痏①，无令血出，以和其脉。诸小者，阴阳形气俱不足，勿取以针，而调以甘药也。涩脉多血，后人多疑之。其实经意指气虚血壅，以病形言。如形瘦脉大，胸中多气者死，岂真多气而反死哉？正以其气满而喘息不便耳。

奇邪之不在经者，血络是也。是故刺血络而仆者，脉气盛而血虚，刺之则脱气，脱气则仆。气悍而血少不能维之，刺之则见开而出，气脱而仆

---

① 痏（wěi 伟）：针刺的痕迹、针孔。

矣。凡浮大而散之脉，重用汗剂，则汗出不可止而亡阳，亦此意也。经脉曰：其脉青而短，少气甚者，泻之则闷，闷甚则仆不得言，义理正可互参。

血出而射者，血气俱盛，而阴气少，其血滑，刺之则射。血少黑而浊者，阳气蓄积，久留而不泻，其血黑以浊，故不能射矣。

血出清而半为汁者，新饮而液渗于络，而未合和于血也，故血出而汁别焉。其不新饮者，身中有水，久则为肿。血必得水调之，始能滑淖，故经谓水入于经，其血乃成。新饮而未合和，故汁别也。

发针而肿者，阴气积于阳，其气因于络，故刺之血未出而气先行，故肿。按：病有浮沉，刺有浅深，若刺浅不及病，反生外壅而为肿矣。

血出若多若少，而面色苍苍者，阴阳之气，其新相得，而未和合。因而泻之，阴阳俱脱，表里相离，故脱色而苍苍然。血出若多若少，言不必皆因多出血而然。

刺之血出多，面色不变而烦悗者，刺络而虚经，虚经之属于阴者，阴脱故烦悗。虚经之属于阴者，谓虚其阴经也，此刺失于深也。多出血而不动摇者，何也？阴阳相得而合为痹者，此为内溢于经，外注于络。如是者，阴阳俱有余，虽多出血，弗能虚也。不动摇，言形色神气俱无所变动也。何以知其有余也？曰：血脉者盛，坚横以赤，上下无常处，小者如针，大者如箸，则而泻之，万全也。马氏曰：则，当是侧字。愚按：则，因也。故无失数矣。针入而肉着者，热气因于针则针热，热则肉着于针，故坚矣。血络篇　因，聚结之义也。

是故视其经脉之在于身也，其见浮而坚，其见明而大者多血；其见细而沉者多气也。骨度篇　多气即少血也，经每有此文法。

诸刺络脉者，必刺其结上，甚血者虽无结，急取之，以泻其邪，而出其血，留之发为痹也。经脉篇

凡人着黄，五种黄皆同，其人至困，冥漠不知东西者，看其左手

脉，名手肝脉，两筋中其脉如有如无。又看近手屈肘前臂，当有三歧脉，中央者名手肝脉，两厢者名歧脉。若肝脉全无，两厢坏者，其人十死。若中央脉近掌三指道有如不绝，必不死。脉经三日，渐彻至手掌，必得汗而愈。妇人看右手脉也。巢氏：有如不绝，谓有而又不救断也。经言：脉之大小、长短、厚薄、缓急、结直，内应小肠，即赅络脉言之。已见前身形内应脏腑篇，不复赘录。

络色篇

络脉之见也，其五色各异，何也？曰：经有常色而络无常变也。经之常色，何如？曰：心赤，肺白，肝青，脾黄，肾黑，皆亦应其经脉之色也。络之阴阳亦应其经乎？曰：阴络之色应其经，阳络之色变无常，随四时而行。寒多则凝泣，凝泣则青黑；热多则淖泽，淖泽则黄赤，此皆常色，谓之无病。五色俱见者，谓之寒热。应其经脉之色，谓五脏应之也，此皆常色，谓本是常色，多则为病也。

邪之入于络也，则络脉盛，色变。其色多青则痛，多黑则痹，黄赤则热，多白则寒，五色皆见，则寒热也。《论疾诊尺》曰：诊血脉者，多赤多热，多青多痛，多黑为久痹，多赤、多黑、多青皆见者，为寒热。盖寒痼于外，热沸于内也。

黄赤为风，青黑为痛，白为寒，黄而膏润为脓，赤甚者为血，痛甚为挛，寒甚为皮不仁。五色

凡诊络脉，脉色青则寒且痛，赤则有热。胃中寒，手鱼之络多青矣。《论疾诊尺》曰：鱼上白肉有青血脉者，胃中有寒。胃中有热，鱼际络赤。其暴黑者，留久痹也。其有赤、有黑、有青者，寒热气也。其青短者，少气也。凡刺寒热者，皆取血络，必间日而一取之，血尽乃止，乃调其虚实。有因蓄血而

生寒热，有因寒热而致蓄血，故有虚实不同。其青而短少气，甚者泻之则闷，闷甚则仆不得言，闷则急坐之也。急坐勿使其仆。

面热者，足阳明病。鱼络血者，手阳明病。两跗之上脉坚陷者，足阳明病，此胃脉也。经脉

邪在肝者，取耳中青脉，以去其挈。论疾诊尺曰：婴儿病，耳间有青筋者挈痛。据此是不仅婴儿有之。五邪

臂多青脉，曰脱血。脉要精微

络色之变，皆由血生。青黑皆血寒而瘀，而有浅深之辨。黄赤皆血热而沸，而有燥湿之殊。白者血少之甚也。黄兼赤者为湿热，兼白兼青者为湿寒。青黑兼赤者，为寒热相搏。赤多为紫，是热极而血涌聚于此，又有毒也。纯青纯黑，推之不动，血已死也，神昏不知人。

血脉通于心。若络色或赤或黑，而腹内作痛，神气清明者，此病在小肠及脉络中也。若狂躁者，血热攻及心包也。若昏迷不省者，血寒而瘀甚矣，全不知人即死。

[点评]中医络脉理论可溯至《内经》，而络病学说则形成于先秦，发展于汉后，鼎盛于清代，是目前中西医结合研究的热点之一。《内经》论络，泛指各类络脉，如《灵枢·脉度》云："经脉为里，支而横着为络，络之别者为孙。"《素问·调经论》云："风雨之伤人也，先客于皮肤，传入于孙脉，孙脉满则传入于络脉，络脉满则输于大经脉。"《灵枢·百病始生》曰："是故虚邪之中人也，始于皮肤……留而不去，则传舍于络脉，在络之时，痛于肌肉，其痛之时息，大经乃代。留而不去，传舍于经……稽留而不去，息而成积，或着孙络，或着络脉。"《金匮要略·脏腑经络先后病脉证》载："适中经络，未流传脏腑，即医治之。"《金匮要

略》论述了肝着、黄疸、水肿、痹证、虚劳等络脉病证的发生与络脉瘀阻的病机有关，并首创活血化瘀通络法和虫蚁搜剔通络法。清代叶天士继承并发扬了前人的学术成果，将《内经》中有关"络"的生理认识，加以深化，引入到内伤杂病的病理阐释中，提出了"久病入络"和"久痛入络"的观点，强调"初为气结在经，久则血伤入络"，从全新的角度揭示了一般疾病由浅入深、由气及血的演变规律，认为络病分虚实，总以络脉阻滞为特点，其主要病变为络中气滞、血瘀或痰阻，并创立了辛味通络诸法，从而形成了较系统的络病理论，堪称是络病学说的集大成者。

络脉气血是构成人体内环境的物质基础，现代研究认为其包括微动脉、毛细血管、后微静脉、毛细淋巴管等微小血管及其功能调节机构。中医络病的病理机制中血行不畅、络脉失养、气血瘀滞、津凝痰结、络毒蕴结等病理变化涉及了血管活性物质调控异常、血管内皮细胞和血管平滑肌细胞的损伤机制、ECM(细胞外基质)代谢异常、细胞因子及信号传导通路调控异常等生物学内容，对临床防治心脑血管病意义深远。周氏于之上三篇中辑络脉外诊之要，并将诊络脉法同症状结合，判断病位及预后，足可见其对于络脉诊法的重视，并有独特领悟，值得细读。

形色外诊简摩卷下

色诊面色总义

面部内应脏腑外应肢节并男女左右顺逆篇

明堂者鼻也，阙者眉间也，庭者颜也《千金翼方》云；颜当两目下，貌当两目上眉下，与此异说，蕃者颊侧也，蔽者耳门也，其间欲方大，去之十步以外，皆见予外，寿中百岁矣。故明堂骨高以起，平以直，五脏次于中央，六腑侠其两侧，首面上于阙庭，王宫在于下极。故庭者首面也，阙上者咽喉也，阙中者肺也，下极者心也，直下者肝也，肝左者胆也，下者脾也，方上者胃也，中央者大肠也，侠大肠者肾也，当肾者脐也，面王以上者小肠地，面王以下者膀胱子处也，颧者肩也，颧后者臂也，臂下者手也，目内眦上者膺乳也，侠绳而上者背也，循牙车以下者股也，中央者膝也，膝以下者胫也，当胫以下者足也，巨分者股里也，巨屈者膝膑也，此五脏六腑肢节之部也。五色所见，各有部分。用阴和阳，用阳和阴，当明部分，万举万当，能别左右所起所向，是谓大道。男女异位，故曰阴阳。五色

热病：肝热病者左颊先赤，心热病者颜先赤，脾热病者鼻先赤，肺热病者右颊先赤，肾热病者颐先赤，病虽未发，见赤色者刺之，名

曰治未病。热病从部所起者，至期而已。谓如从心部先赤起者，至心主气之期，其病即已，余脏类推。太阳之脉，色荣颧骨，热病也，荣未交交则其色必由本部入于七窍，如后所谓入门户井灶，所谓伤部而交是也。曰今且得汗，待时而已，与厥阴脉争见者，死期不过三日，其热气内连肾。少阳之脉，色荣颊前，热病也，荣未交，曰今且得汗，待时而已，与少阴脉争见者，死期不过三日。两争见皆以部位言，谓此部与彼部色并见，与荣交同义。颊下逆颧为大瘕逆，连也。大瘕泄，即痢疾也，下牙车为腹满，颧后为胁痛，颊上者膈上也。刺热论。此篇所叙部位，与上节五色篇不同，须参观而得之。

【点评】上段中的面部分候方法为颜面五脏色部，又称面貌色部。此分候法最初多用于外感热病，后扩展应用于内伤杂病，尤其在儿科病的诊断中应用最为广泛。《小儿药证直诀·脉证治法》据此论述小儿"面上证"的诊治要点，指出"左腮为肝，右腮为肺，额上为心，鼻为脾，颏为肾。赤者热也，随证治之。"

色见上下左右，各在其要。上为逆，下为从详下篇。女子右为逆，左为从；男子左为逆，右为从。易：重阴死，重阳死。其色见浅者，汤液主治，十日已；其见深者，必齐主治峻剂也，二十一日已；其见大深者，醪酒主治，百日已。色夭面脱，不治，百日尽已。脉短气绝，死；病温虚甚，死。玉版

按：钱仲阳诊李寺丞子，三岁，病搐，目右视，大叫哭。钱曰：此逆也。男为阳而本发左；女为阴而本发右。若男目左视，发搐时无声，右视有声；女发时，右视无声，左视有声。所以然者，左肝右肺，肝木肺金。男目右视，肺胜肝也。金来刑木，二脏相战，故有声也。此文虽非论面色，而男女左右顺逆之义，与经相反者，盖右视即病在左，左视即病在右耳。陈远公谓男女左右之说，不足信者，其意以为脏腑肢节配合之部位，不当有左右之殊

也。第经旨逆从，只指气色先起于左，与先起于右。若脏腑肢节部位，经文亦何尝分左右耶。

【点评】《素问·刺热》曰："肝热病者左颊先赤，心热病者颜先赤，脾热病者鼻先赤，肺热病者右颊先赤，肾热病者颐先赤。病虽未发，见赤色者刺之，名曰治未病。"《难经·六十一难》曰："望而知之者，望见其五色，以知其病。"《望诊遵经》提出"望色十法"，对疾病诊断具有重要的借鉴作用。可见面部望诊通过观察面部肌肤、络脉、眼目及舌的颜色变化来推断内脏疾病，极具诊断意义，可使"治未病"理论更好彰显。

附：仓公诊色分界法

齐丞相舍人奴病伤脾气，法当至春，膈塞不通，不能饮食，至夏泄血死。所以知然者，脾气周乘五脏，伤部而交，故伤脾之色，望之杀然黄，察之如死青之滋。交，即前荣未交之交。

宋建病肾痹，得之好持重，当要脊痛，不得溺。所以知然者，见其色，太阳色干，肾部上及界要以下者，枯四分所，故以往四五日，知其发也。要，腰字。

齐中郎破石病肺伤，得之堕马，当溲血死。所以知然者，切其脉，得肺阴气，其来散，数道，至而不一也，色又乘之。数道，谓其脉来指下，如有数条细缕，散而不能聚者，此痰饮常象也，瘀血亦有之，皆由气有所隔，不能周到故也，若死脉是气散也，谓之解索。

面部脏腑肢节分位图说篇

面部分位图

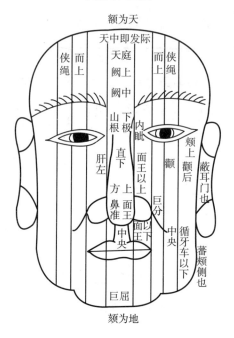

面部脏腑肢节分位图

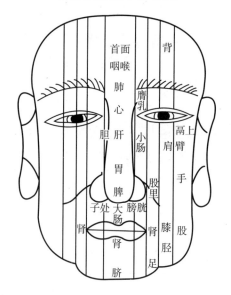

谨案：面部当分九行，正中一行，左右各四行也。正中为天庭，为阙上，为阙中，为下极，为方上，为面王，为中央此中央为人中也，为承浆，为下颏。其侧当内眦以下，为目内眦，为面王以上，为面王以下。次侧当目睛以下，为巨分一名法令，为颐口角。次侧当颧以下，为颧一名頄①，音求，为中央此中央为颊中央也。次侧当颧后耳前，为颐②一作颔，以其动与颔应也，为颧后一名颐③，音拙，即颧后横骨，为循牙车以下。次侧在面部之外，为蔽，耳门也；为蕃，颊侧也。侠绳而上者，绳为面部两侧之转角处也，下当颧，上当额角，如引绳者。侠而上，即侠额角也。方上谓正当面王之上，即鼻柱与准相接，稍见低扼之处，能候胃气盛虚，胃有瘕聚，即生黯䵟④；胃气虚怯，即见低陷。方之为义与本腧篇大陵掌后两骨之间方下者也正同，旧谓两迎香上者未协。综观其位，五脏次于中央，而肾居膀胱下五色篇言中央有三而义各不同，六腑侠其两侧，而胃居脾上，肢节又居六腑之外也。刺热论谓颊下逆颧为大瘕大瘕泄，即痢疾也。有谓五更肾泄者，未是，是大肠病也，是中央诊膝，又诊大肠也，故大便久秘，即其处发热。颧后为胁痛，是颧后诊臂，又诊胁也。下牙车为腹满，是牙车以下诊股，又诊腹也。且股与股里，膝膑与膝，似俱不当两出，疑巨分股里，当作腹里也。颊上者，膈上也，是颧后横骨之上也。

又案：面部之内应脏腑也，有以筋所结，有以脉所过，有以气化所通，有以神明所发。如上文五色篇及刺热论所叙，盖气化之事也。若内眦膀胱，外眦小肠，上唇人中大肠，下唇环口胃，耳前后耳中三

---

① 頄(qiú 求)：颧骨，泛指面颊。
② 頗(kǎn 砍)：腮。
③ 頉(zhuō 桌)：颧骨。
④ 䵟(gǎn 敢)：皮肤黧黑枯槁。

焦、胆，则脉络之事也。目上纲太阳，下纲阳明，鼻足太阳，耳中手太阳，头右角足少阳，左角手阳明，则筋络之事也。舌心，耳肾，鼻肺，唇脾，目肝，眉胆，则神明之事也。病在筋者，视筋络之部；病在脉者，视脉络之部；病在气化者，视气化之部；病在神明者，视神明之部，知此则分部之法虽各不同，而皆各适其用矣。圣人之言，岂故为多歧以惑人哉？事各有当，不如此则事理不备也。兹详注面部经络如下，以便省览。

额、颅、头项：膀胱脉上额，交巅上下项。胃脉过客主人，循发际至额颅。肝脉上出额，与督脉会于巅。胆脉上抵头角。三焦脉过客主人前。三焦正脉别于巅。胃正脉上额。胃别脉上络头项。以上经脉所络。

心肾肺脾胃五络皆会于耳中，上络左角。以上络脉所络。

督脉上额交巅，入络脑，还出别下项。营气上巅下项，合足太阳；其支者上额，循巅下项中，循脊入骶，是督脉也。以上奇经所络。

膀胱筋上头。肾筋结于枕骨。胆筋上额角交巅上，左络于右。三焦筋上乘颔，结于角。大肠筋上左角络头。以上经筋所络。

面颜：胃阳明脉荣于面。心其华在面。心正脉出于面。胆正脉散于面。以上经脉所络。

任脉循面。以上奇经所络。

膀胱筋上颜。以上经筋所络。

鼻柱、鼻准、鼻孔：胃脉起于鼻之交頞[①]中，旁纳太阳之脉，下循鼻外。大肠脉挟鼻孔。小肠脉抵鼻。以上经脉所络。

膀胱筋结于鼻。胃筋结于鼻。以上经筋所络。

人中：大肠脉交人中，左之右，右之左。脾气绝，人中满。以上经脉所络。按：人中亦主膀胱、子处、督脉。

唇口：大肠脉挟口。胃脉挟口环唇。胃正脉出于口。肝脉环唇内，故肝气绝唇青。

---

① 頞(è 饿)：鼻梁。

太阴结于太仓，故脾气绝唇反。以上经脉所络。

任脉环唇。以上奇经所络。

三焦络有邪，口干。以上络脉所络。

胃筋挟口，寒则引颊移口，热则缓纵不收。胃小肠筋急，则口目为僻。以上经筋所络。

承浆：胃脉交承浆。以上经脉所络。

上齿、下齿：胃脉入上齿中。大肠脉入下齿中。大肠别脉入烦，遍下齿。膀胱别脉入烦，遍上齿。肾气绝，齿长而垢，或齿光无垢。以上经脉所络。

舌中、舌本、舌下：脾脉连舌本，散舌下。脾正脉贯舌中。肾脉挟舌本。肾正脉系舌本。膀胱脉挟舌本。心别脉系舌本。少阴结于廉泉。厥阴结于玉英。脾气绝舌萎。以上经脉所络。癫狂篇：舌下少阴。

膀胱筋支者，入结舌本。三焦筋系舌本。三焦络有邪，舌卷。肝气绝，舌卷，卵缩。以上经筋所络。

咽喉：胃脉循喉咙。胃别脉合诸经之气，下络喉嗌。胃正脉上循咽。脾脉挟咽。脾正脉结咽。大肠正脉循喉咙。肺正脉循喉咙。小肠脉循咽。心正脉走喉咙。包络正脉循喉咙。胆正脉挟咽。肝脉循喉咙之后，上入颃颡[①]。膀胱脉循咽喉。肾脉循喉咙。营气注肺，上循喉咙，入颃颡之后，究于畜门。以上经脉所络。

三焦络有邪，喉痹。肾络有邪，咽痛，不可纳食。以上络脉所络。

任脉至咽喉，入喉。以上奇经所络。

目内眦锐眦、上胞下胞：胃脉上至目内眦。膀胱脉起目内眦。太阳结于命门，命门者目也。小肠脉过目锐眦，至目内眦。三焦脉至目锐眦。胆脉起目锐眦，至锐眦后，其支者别锐眦。心正脉合目内眦。营气注目内眦。以上经脉所络。

任脉入目，系两目之下中央。督脉别络起目内眦。阴**跷**之脉合太阳、阳**跷**而上行至目内眦，故目内眦痛取之阴**跷**。以上奇经所络。

膀胱筋为目上纲。胃筋为目下纲。胆筋结于目眦为外维。小肠筋属目外眦。三焦筋属目外眦。胃小肠筋急，口目为僻，眦急不能卒视。以上经筋所络。目下裹大，其胆乃横；水在腹者，目下必肿；是脾气通于下胞也。上为外眦，下为内眦。

---

①　颃颡(háng sǎng 航嗓)：咽喉。

目系：膀胱脉正属目本，名曰眼系。胃正脉系目系。心别脉属目系。胆正脉系目系。肝脉连目系，故肝气绝目运。卫气平旦出于目，目者宗脉所聚也。以上经脉所络。脱阴者目盲，气脱者目不明。

额颅：胃正脉上额颅。膀胱脉入颅遍上齿。大肠脉入颅遍下齿。小肠脉上颅，斜络于颧。三焦脉出颅。胆脉抵颅下。按：颅，音拙，颧后横骨也。颅，音求，即颧也，作鸠误。以上经脉所络。

胃筋合于颅。膀胱筋结于颅。大肠筋结于颅。胆筋结于颅。以上经筋所络。跷脉入颅，营气出颅。以上奇经所络。

颊颐：大肠脉贯颊。小肠脉上颊，其支者别颊。三焦脉下颊又交颊。肝脉支者，从目系下颊里。以上经脉所络。

任脉上颐。以上奇经所络。

胃筋支者，从颊结于耳前。大肠筋上颊，其支者下右颔。以上经筋所络。

颔曲颊牙车：胃脉循颐后下廉，下大迎，循颊车。胆脉下颊车。大肠别脉上曲颊。胆正脉出颐颔中。以上经脉所络。

大肠筋上颊，其支者下右颔。小肠筋下结于颔。胆筋下走颔。三焦筋支者，当曲颊入系舌本，其支者上牙车。以上经筋所络。

耳前后耳上下角耳中：胃脉上耳前。阳明结于颅大，颅大者钳耳也。大肠别脉其支者入耳中，合于宗脉，耳者宗脉之所聚也。小肠脉入耳中。膀胱脉支者从巅至耳上角。三焦脉系耳后，上出耳上角，入耳中，出走耳前。胆脉下耳，其支者从耳后入耳中，出走耳前。少阳结于窗笼，窗笼者耳中也。包络正脉出耳后，合三焦脉于完骨之下。胃中空则宗脉虚，故耳鸣。液脱者，骨属曲伸不利，胫酸，耳数鸣。精脱者耳聋。以上经脉所络。

心肝脾肺胃五络皆会于耳中，上络左角。以上络脉所络。

胃筋结于耳前。三焦筋循耳前。胆筋循耳后。膀胱筋结于完骨。小肠筋结于耳后完骨，其支者入耳中，直者出耳上。以上经筋所络。

上皆筋脉所络之事也。至于气化神明之二义，犹有可得而言者，如额心、鼻脾、颐肾、左颊肝、右颊肺，此高下左右，以应五脏气化之正位也。又面色皆属于心，两目四维皆属于肝，两颊皆属于肺，唇四白皆属于脾，两颧两耳轮皆属于肾，颊车皆属大肠，舌下两窍皆属胆，又属肾，此旁见侧出，以应脏腑气化之旁溢也。目分五脏者，目虽主肝而出于脑，脑受五脏之精也。舌分五脏者，舌虽主心而本于胃，胃为脏腑之海也，此皆气化之所通也。神明者，性情之有知觉者也，如耳能知音也，目能知色也，鼻能知臭也，口能知味也，舌能出音也，此皆有五脏知觉以主之，而非外窍所能为也，故曰神明所发也。病在筋失其形，病在脉失其形，或失其色，病在气化失其色，病在神明失其知觉功用也。能通此者，即观于面，而知筋络脏腑受病之浅深，所谓洞见五脏症痞也，可称神良矣。

【点评】《四诊抉微》曰："四诊为岐黄之首务，而望尤为切紧"，可见面部望诊为中医之所重视，周氏对此亦非常推崇。中医自《内经》即有明堂诊法的论述，经历代医家补充发挥，可谓精详，然在具体应用中仍有模糊之感，周氏所提出的面部脏腑肢节分位图说，使面诊更加清晰，他的面部脏腑肢节分位图是以鼻柱两侧线、内眦、目睛、颧侧等部位为划分标识，纵向分为九列，然后对应人体相应的脏腑和肢节，条理清晰，一望而知，从而起到更好的司外揣内的效果。周氏对于面部内应脏腑的原理，提出"有以筋所结，有以脉所过，有以气化所通，有以神明所发"，至于具体诊断，周氏则有"病在筋者，视筋络之部；病在脉者，视脉络之部；病在气化者，视气化之部；病在神明者，视神明之部"之说。周氏的面部望诊法在人体脏腑和肢节与面部的对应关系上定位明确，颇具操作性，乃周氏对中医望诊的一大贡献。

察色真诀篇 出《灵枢·五色篇》

五色之见也，各出其色部。部骨陷者，必不免于病矣。其色部承袭者，虽病甚，不死也。承袭者，色与部相生也，如水部见木色之类。上部骨起陷。

《千金方》曰：凡人分部骨陷起者，必有病生。胆少阳为肝之部，小肠太阳为心之部，胃阳明为脾之部，大肠阳明为肺之部，侠膀胱并太阳为肾之部。若当其处陷者，必死。脏气通于内，外部亦随而应之，沉浊为内，浮清为外。若色从外走内者，病从外生，部处起；若色从内出外者，病从内生，部处陷。内病，前治阴，后治阳；外病，前治阳，后治阴也。

按：所称五阳之部，不知在面部何处，与前图说，似有合有不合。若根据前图说分之：胆少阳肝部，即鼻茎也；小肠太阳心部，即山根连目两眦以下也；胃阳明脾部，即鼻准也；膀胱太阳肾部，即环口也；大肠阳明肺部，似指阙中，非人中也，如此则理有可通，而事有可据矣。

五色各有脏部，有外部，有内部也。色从外部走内部者，其病从外走内；色从内部走外部者，其病从内走外。病生于内者，先治其阴，后治其阳，反者益甚；病生于阳者，先治其外，后治其内，反者益甚。上分部内外

凡色青黑赤白黄皆端满，有别乡别乡，即内部外部之谓也，其色上锐，首空上声上向，下锐下向。在左右如法，左为左，右为右。其色有邪，聚散而不端，面色所指者也。其色上行者，病益甚。其色下行如云彻散者，病方已。此所谓上为逆，下为从也。端满者，谓人之生也，本有五色之分，其本来正色满面者，不为病也，有邪则独见其邪色，或聚或散而不能端满矣，则有色所起之部，与所指之部矣，所谓别乡也。华佗谓面目俱等者不病，不等则病矣。谓其色独见，异于他部也。故察色以其起大如拇指者为准。上分部上下左右

五色各见其部，察其浮沉，以知浅深；察其泽夭，以观成败；察其散抟，以知远近；视色上下，以知痛处；积神于心，以知往今。故

相_{去声}气不微，不知是非，属意勿去，乃知新故。色明不粗，沉夭为甚；不明不泽，其病不甚。其色散驹驹然^①未有聚，其病散而气痛，聚未成也。<small>上浮沉泽夭抟散新故</small>

肾乘心，心先病，肾为应，色皆如是。<small>谓心部先见肾色，次肾部自见其色也，余脏同此。</small>男子色<small>指黑色，</small>承肾来，在于面王，为首腹痛<small>首腹，</small>大腹，下为卵痛，其圊直为茎痛，高为本，下为首，狐疝㿉阴之属也。女子色在于面王，为膀胱子处之病，散为痛，抟为聚，方圆左右各如其色形，其随而下至胝为淫，有润如膏状，为暴食不洁。<small>暴食而即出不洁，所谓回风入咽旋出也。</small>

凡色青黑赤白黄<small>此特提五色者，以上文是专指黑色也，</small>皆端满，有别乡。别乡赤者，其色赤<small>作亦非，</small>大如榆荚，在面王，为不月。<small>原作不日，注者谓不日即愈，或曰不日即死，皆非也。此承女子来，但非肾之黑色，故特笔叙之，读者遂迷，不识其实蒙上文矣。</small>

风者百病之始也，厥逆者寒湿之起也。常候阙中，薄泽为风，冲浊为痹，在地为厥，此其常也，各以其色言其病。青黑为痛，黄赤为热，白为寒，是谓五官。其色粗以明，沉夭者为甚。审察泽夭，谓之良工。沉浊为内，浮泽为外，黄赤为风，青黑为痛，白为寒，黄而膏润为脓<small>即痰也，</small>赤甚者为血，痛甚为挛，寒甚为皮不仁。<small>上二节形应及主病大义</small>

【点评】面部色诊法是古代医家临床经验的结晶，是一种独特的人体全息诊断法。《石室秘录》言："看病必察色。察色必观面，面各有部位，不可不知。"由此可见，面部是整体脏腑的外候，能够整体反映各部位生理、病理信息。这种诊断方法在疾病

---

① 驹驹然：分散貌。

诊断中具有优势和实用性，同时也反映了中医诊法司内揣外、见微知著、以常达变的特点。既往由于科学水平的局限，对这一古老诊法缺乏科学阐释，随着科学的发展，对其现代医学和生物学理论基础已开展系统研究，相信可以进一步推进其发展与应用。

按：凡诊面色，以远望而乍视之，为能得其真。华佗谓人面之色，但改其常者，即为病矣。其改常也，往往终日相对之人不觉，而久别乍见者，心窃惊异之矣。又相法，必须天明初起，未盥未食之时，此即诊脉必以平旦之义，在无病之人则然。若病卧于床者，其色脉终日如常，固时时可诊也，第须问其曾食与否而已，食入胃气乍旺，阳明之脉气乍充，光泽必盛也，然久病即此，亦可占胃气之生死矣。

又按：端满别乡，上向下向，走内走外，与上编所谓荣未交，及厥阴少阴脉争见等语，乃察色之本，不可不考也。端满即本来正色之满面者，华佗所谓面目俱等者不病也。若邪色至于面目俱等，岂得谓之无病耶。别乡，即邪色所在之部，异于他部者，故曰别乡。赤者，是其色赤大如榆荚也，以赤为例，他可知矣。上下内外，察其所起与其所向，以占病之浅深吉凶也。荣即色荣颧骨之荣，谓浅露于肤也，指初起之部言。交者，谓色满于本部，而又溢于他部，如色起于颧，溢于颊，而复交于颧之类，如此则色必环绕于目、于鼻、于口、于耳矣，故谓即入门户井灶之事也。争见者，彼部复有色起，与此部相应也。故部位不可不详，而色之所起所向，不可不察也。若不识此，即不能以色决病矣。至于所谓色者，隐隐于皮肤之下，若隐若见者也。其浮于皮上者非也，或尘垢所着，或风日所暴，或燥肤之将起白屑而未退者，过在浮肌，而无与于五内也。又有为秽恶之气所冲者，亦由阳气不足也。又凡色气退散，必先退出于皮上而散也。故曰积神于心，以知往今，属意勿去，乃知新故，恐其误以将散为方起也。

【点评】近代江西名医姚国美先生曾言："色为气血所荣，面为气血所凑，气血变幻，色即应之，色之最著莫显于面，故望诊首重察色，而察色必重面部也"，可见色诊之法，可凭又不可凭，运用之妙，全存乎于心。周氏虽重视色诊，但临证兼顾五色出现的时间、部位及与其他证候的关联，综合判断阴阳表里虚实真假，而非机械地将色与病简单对应，值得吾辈借鉴。

五色吉凶通义篇

夫精明五色者，气之华也。赤欲如白裹朱，不欲如赭；白欲如鹅羽，不欲如盐；青欲如苍璧之泽，不欲如蓝；黄欲如罗裹雄黄，不欲如黄土；黑欲如重漆色，不欲如地苍—作炭色。五色精微象见矣，其寿不久也。

色味当五脏：白当肺辛，赤当心苦，青当肝酸，黄当脾甘，黑当肾咸。故白当皮，赤当脉，青当筋，黄当肉，黑当骨。故色见青如草滋者死，黄如枳实者死，黑如炲①者死，赤如衃血者死，白如枯骨者死，此五色之见死也。青如翠羽者生，赤如鸡冠者生，黄如蟹腹者生，白如豕膏者生，黑如乌羽者生，此五色之见生也。生于心，如以缟裹朱；生于肺，如以缟裹红；生于肝，如以缟裹绀；生于脾，如以缟裹栝蒌实；生于肾，如以缟裹紫，此五脏所生之外荣也。裹字最妙，

---

① 炲(tái 台)：古同"炱"，烟气凝积而成的黑灰。

凡真色皆根于皮里，其深含于皮里者，正色也。由皮里而暴露于皮外者，病色，死色也。其薄散而仅浮于皮上者，浮游之气不根脏腑，无关吉凶者也，直谓之垢而已。上《素问》

夫五色有光，明亮是也；五色有体，润泽是也。光者无形，为阳主气；体者有象，为阴主血。气血俱亡，其色沉晦，经所谓草兹、枳实、炲、衃血、枯骨五者是也。气血尚存，其色光明润泽，经所谓翠羽、鸡冠、蟹腹、豕膏、鸟羽五者是也。然此五色虽为可生，终属一脏独亢，病也，非平也。平人五脏既和，其一脏之色，必待其王而始荣于外。其荣于外也，禀胃气而出于皮毛之间，胃气色黄，皮毛色白，故云如缟裹。如缟裹者，朦胧光泽，虽有形影，犹未灿然，内因气血无乖，阴阳不争，五脏无偏胜故也。苟或不然，五脏衰败，其见色也，昔之朦胧者，一变而为独亢；昔之光明者，一变而为沉浊；昔之润泽者，一变而为枯槁；甚至沉浊枯槁，合而为夭，是光体俱无，阴阳气血俱绝矣。不死又何待乎？

按：此篇之义，与前篇微有不同，前指分部所起之邪色，此指满面自有之本色也。邪色起于别乡，大如榆英，无论青黄赤白黑，皆有所主之病，有凶无吉者也。本色端满于面，无有分部，而专以色之夭泽辨吉凶者也。一重在部上，一重在色上。

【点评】五脏皆藏神，色泽反映的往往是五脏整体的功能盛衰。正如《素问·玉机真脏论》所说："色泽以浮，谓之易已……色夭不泽，谓之难已。"说明由皮肤光泽与否可判断疾病之预后。《四诊抉微·五色见于面审生死诀》载："夫气由脏发，色随气华。"《诊家正眼》卷一亦提出："浮沉虽有内外之殊，然吉凶必以夭泽为辨。"可见色泽明暗亦是判断神之有无，推断预后的重要指标，察色之妙，全在察神，察神之机，全在诊泽。周氏特于此处按语中强调整体色泽共察与分部察色的区别，可见其对"色泽共察，以神为本"之旨体悟颇深，吾辈临证亦须多加注意。

色诊面色应病类

《内经》面部五色应病总述篇

是故圣人视其颜色：黄赤者多热气，青白者少热气，黑色者多血少气。

青黑为痛，黄赤为热，白为寒，薄泽为风，冲浊为痹，沉浊为内，浮泽为外。

大气入于脏腑者，不病而卒死，何以知之？曰：赤色出两颧，大如拇指者，病虽小愈，必卒死。黑色出于庭，大如拇指，必不病而卒死也。上论五色所主之病。经曰：大气入脏，腹痛下淫，谓周身元气皆内陷也，故可以知死，不可以致生。

何以知皮肉气血筋骨之病也？曰：色起两眉薄泽者，病在皮肤。唇色青黄赤白黑者，病在肌肉。营气濡然者，病在血脉。目色青黄赤白黑者，病在筋。耳焦枯如受尘垢者，病在骨。

鼻者，肺之官也；目者，肝之官也；口唇者，脾之官也；舌者，心之官也；耳者，肾之官也。故肺病者，喘息鼻张；肝病者，眦青；脾病者，唇黄；心病者，舌卷短，颧赤；肾病者，颧与颜黑。五脏各有次舍，故五色之见于明堂，以候五脏之气，左右高下，各如其度也。

五痿者，生于大热也。肺热者，色白而毛败。心热者，色赤而络脉溢。肝热者，色苍而爪枯。脾热者，色黄而肉蠕动。肾热者，色黑而齿槁。上论五脏病色色以应日，脉以应月，色之与脉，当参相应。见其色而不得其脉，反得相胜之脉者即死；得相生之脉者病即自己。假令色青，其脉当弦而急；色赤，其脉当浮大而散；色黄，其脉当中缓而大；色白，其脉当浮涩而短；色黑，其脉当沉濡而滑。此所谓五色之与脉参相应者也，其不应者病矣。假令色青，其脉浮涩而短，若大而缓为相胜；浮大而散，若小而滑为相生也。

有故病，五脏发动，因伤脉色，各何以知其久暴至之病乎？曰：征其脉小，色不夺者，新病也；征其脉不夺，其色夺者，久病也；征其脉与五色俱夺者，此久病也；征其脉与五色俱不夺者，新病也。肝与肾并至，其色苍赤，当病毁伤不见血；已见血，湿若中水也。

脉至如颓土之状，按之不得，是肌气予不足也。五色先见黑白，垒即蘦字发死。按：此浮濡而芤，阳虚阴散，所谓脾气去胃，外归阳明也。

尺脉数甚，筋急而见，此谓疹筋。腹急，白色黑色见，则病甚。上论色脉相应。按：此脉数字，似当作急字解，谓紧敛急引而不舒和也。见，谓挺鼓于皮上也，此寒气深痼于筋中也，故曰疹筋。白黑色见，是寒凉清肃之气，内连肝脏，克制生阳之气化，不得宣发也。

【点评】诊法合参是中医色诊法的首要原则，也是整体观念在中医诊断学中的具体体现。《内经》色诊法首重色脉合参，《素问·五脏生成》云："能合脉色，可以万全。"朱丹溪在《丹溪心法》中也强调说："诚能察其精微之色，诊其微妙之脉，内外相参而治之，则万举万全之功，可坐而收矣。"周氏深领经旨，辑录相关文句于此，提示后学注重色脉互参，全面把握疾病信息，提高诊断准确性。

溺黄赤，安卧者，黄疸。已食如饥者，胃疸。目黄者，黄疸。身痛而色微黄，齿垢黄，爪甲上黄，黄疸也。巢氏云：身面发黄，舌下大脉起青黑色，舌强不能言者，名曰噤黄，心脾二脏瘀热所为也。卒然发黄，心满气喘，命在顷刻者，名曰急黄。有得病即身面发黄者；有初不知是黄，死后乃身面黄者，其候得病即发热心战者是也。

癫疾始生，先不乐，头重痛，视举，目赤甚，作极，已而烦心。候之于颜，取手太阳、阳明、太阴，血变而止。钱仲阳云：目直视而颙①赤，肝心俱热，明日午间，预防惊搐，即此节义。上杂论疸癫

五脏风证并诸风肥瘦寒热形色篇 《内经》《中藏经》《巢氏》

肺风之状，多汗恶风，色䏠②然白，时咳短气，昼日则差，暮则甚。诊在眉上，其色白。

心风之状，多汗恶风，焦绝，善怒吓《甲乙》无吓字，赤色，病甚则言不可快。仲景曰：风温为病，难以言，又曰：言迟者风也。诊在口，其色赤。

肝风之状，多汗恶风，善悲，色微苍。嗌干，善怒，时憎女子。诊在目下，其色青。

脾风之状，多汗恶风，身体怠惰，四肢不欲动，色薄微黄，不嗜食。诊在鼻上，其色黄。

肾风之状，多汗，恶风，面庞然浮肿，脊痛不能正立，其色炲，隐曲不利。诊在肌上，其色黑。肾风者，面胕③庞然，壅害于言，又面肿曰风。肌，恐颧字、颐字或耳字之讹，俟考。

胃风之状，颈多汗，恶风，食饮不下，膈塞不通，腹善满，失衣

---

① 颙(sāi 塞)：同"腮"。

② 䏠(pěng 捧)：浅白色。

③ 胕(fú 浮)：浮肿。

则䐜胀，食寒则泄，诊形瘦而腹大。颈为阳明经脉所盛。

首风之状_{新沐中风也，然头风不尽因新沐，经特举其大意耳，后仿此，}头面多汗，恶风，当先风一日，则病甚，头痛不可以出内，至其风日，则病少愈。

漏风之状_{饮酒中风，}或多汗，不可单衣，食则汗出，甚则身汗，喘息，恶风，衣常濡，口干善渴，不能劳事。

泄风之状_{林亿云：当作内风。窃疑内风当是与泄风形证相近，抑或内风即泄风，故不别出，}多汗，汗出泄衣上，口中干，上渍其风，不能劳事，身体尽痛，则寒。_{上渍句与末句，疑有误倒。}

风者百病之长也，善行而数变，腠理开则洒然寒，闭则热而闷，其寒也衰食饮，其热也消肌肉，使人怢栗①而不能食，故名曰寒热。

风气与阳明入胃，循脉而上，至目内眦。其人肥则风气不得外泄，则为热中而目黄；人瘦则外泄而寒，则为寒中而泣出。

风气与太阳俱入，行诸脉俞，散于分肉之间，与卫气相干，其道不利，故使肌肉愤䐜②而有疡，卫气有所凝而不行，故其肉有不仁也。

疠者，有荣气热胕，其气不清，故其鼻柱坏而色败，皮肤疡溃。风寒客于脉而不去_{脉风成为疠，}名曰疠风，或名曰寒热。_{一名大风，详长刺节论。又《脉经》曰：脉从尺邪入阳明者，大风也，寒热，是其脉必洪长而外鼓也。}

风中五脏六腑之俞，各入其门户，则为偏风。_{上《素问》}

心风之状，汗自出，而好偃仰卧，不可转侧，言语狂妄。若唇正赤者生，宜于心俞灸之。若唇面或青，或黄，或白，或黑，其色不定，眼瞤动不休者，心绝也，五六日死。

肝风之状，青色围目连额上，但坐不得倨偻者，可治，宜于肝俞

---

①　怢栗(tū lì 突力)：病状名，指振寒战栗。
②　愤䐜：高起肿胀的样子。

灸之。若喘而目直视，唇面俱青者死。

脾风之状，一身通黄，腹大而满，不嗜食，四肢不收持（巢论：有吐咸汁）。若手足未青，面黄者，可治。不然（巢论云：手足青即死），宜于脾俞灸之。

肾风之状，但倨坐，而腰脚重痛也。视其腰下，未生黄点者（巢论云：如饼粢大），可治。不然（巢论云：若齿黄赤，鬓发直，头面土色者，不可治）即死，宜于肾俞灸之。

肺风之状，胸中气满，冒昧，汗出，鼻不闻香臭，喘而不得卧者可治（巢论云：视目下，鼻上下两边，下行至口，色白可治）。若失血及妄语者（巢论云：若色黄为肺已伤，化为血，七八日死，宜于肺俞灸之）。上《中藏经》

凡中风，鼻下赤黑相兼，吐沫而身直者，七日死。又心脾俱中风，则舌强不能言。肝肾俱中风，则手足不遂。上巢氏。按：小儿脐风与急慢惊风诊法，似当根据此例察其面目，以决其生死。

按：百病皆有色诊，而前篇之末，独系疸癫，此篇更专述风证者，以风为百病之长，而疸与癫为急病也。凡急病五色之吉凶生死，皆可取例于此。若必欲备载百病色诊，则《内经》及百家所述繁矣，不胜录也。

《千金》面部五色入门户井灶及五脏卒死吉凶篇　出《千金方》《翼方》

夫为医者，虽善于脉候，而不知察于色气，终为未尽要妙也。故善为医者，必须明于五色，乃可以决死生，定狐疑。

凡病人面色入门户为凶，不入为吉。白色见冲眉上者，肺有病，入阙庭者，夏死。黄色见鼻上者，脾有病，入口者春夏死。青色见人中者，肝有病，入目者秋死。黑色见颧上者，肾有病，入耳者，六月死。赤色见颐者，心有病，入口者，冬死。所谓门户：阙庭，肺门户；目，肝门户；耳，肾门户；口，心脾门户。若有色气入者，皆死。入者，蔓延连合之义也。《素问》谓之交。

凡病人有赤白青黑四气，不问大小，在年上者，病甚也，惟黄色得愈。年上在鼻上两目间如下如，而古通，黑气细如绳，发四墓及两颧上者死。四墓在两眉坐直上至发际，左为父墓，右为母墓，从口吻下极颐为下墓。于此四墓上观四时气：春见青气，节尽死；夏见赤气，节尽死；长夏秋见白气，节尽死；冬见黑气，节尽死。春见黄气，暴死，见白气至秋死，或立夏死；夏见白气，暴死，见黑气，至冬死，或夏至死；秋见青气，暴死，见赤气，节尽死，或至夏死，或冬至死；冬见赤气，暴死，见黄气，至长夏死，或春分死。见本气及来克之气，皆节尽死，或至其节死，或至其胜死。见所克之气，皆暴死，何者。一为自病，为不胜；一为所胜，所谓反侮，本气败也。

凡病人黄色入鼻，从口入井灶，百日死。井在鼻孔上曲中是，灶在口吻两旁上一寸是。年上有黑色横度者，不出百日死。

天中从发际两墓皆发黑色者，三年死。若颧上发黑色应之者，二百日死矣。天中当鼻直上至发际是也。目下有黑色横度年上者，不出三十日死。黑色入口应天中者，不出一年死。《脉经》云：病患黑色出天中，下至年上颧上者死。

天中发黑色，年上命门上并黄色者，未好半恶也，以天中为主，五年内死。天中发黑色，法三年内死，所以然者，有二处得生，故五年死。相法，以耳前为命门，两眉之间为命宫。

天中发黑色，两颧上发赤色应之者，不出六十日兵死。若年上发赤色应之者，不出三十日死。若命门上发赤色应之者，不出百日市死，妇人产死兵死同。

青色如针在目下，春死，或甲乙日死。相法，妇人目下青黯者，克丈夫。

黄色入目匝四边，戊己日死。

赤色从眉冲下入目，五日死，或丙丁日死。

赤色入口，三日死，远期丙丁日死。

黑色在左右眉上，一日死，或壬癸日死。若白色亦死，或庚辛日，或二三日死。

黑色从天中及年上入目，三日死，或壬癸日，或百日，半年死。

黑色准上行，或入目，壬癸日死，远期二十日死。若入耳鼻，三日死。_{准，鼻端也。行，谓在寿上、年上无定。}

黑色横两颧入鼻，一年死。

黑色如拇指在眉上，不出一年暴死，一云三年。_{前云黑色在左右眉上，一日死，当是指病甚者，此指无病者与。}

黑色从眉绕目死。赤色在口两傍，死。黑色如深漆绕口，或白色，皆死。

病人面失精光，如土色，不饮食者，四日死。

病人及健人面色忽如马肝，望之如青，近之如黑，必卒死。

赤色如马，黑色如乌，见面死。_{原注，口两傍，左名乌，右名马，非。}

肝病少愈而卒死者，青白色大如拇指靥点见颜颊上，此必卒死。

凡人肝前病，目则为之无色。若肝前死，目则为之脱精。若天中等分墓色应之，必死不治。看应增损，斟酌赊促，赊则不出四百日内，促则旬日之间。

心病少愈而卒死者，赤黑色黯点如博棋①，见颜，度年上，此必卒死。

凡人心前病，则口为之开张。若心前死，则面色枯黑，语声不

---

① 博棋：汉代流传的、游戏双方各执棋子六枚的六博游戏，古代以其棋子大小形容制作药丸或切取药物的体积。

转。若天中等分墓色应之，必死不治。看应增损，斟酌赊促，赊则四百日内，促则不出旬日之间。

脾病少愈而卒死者，青黑如拇指靥点，见颜颊上，此必卒死。

凡人脾前病，唇则焦枯无润。若脾前死，唇则干，青白，渐缩急，齿噤不开。若天中等分墓色应之，必死不治。看色厚薄，决判赊促，赊则不盈四百日内，促则不出旬日之间。

肺病少愈而卒死者，赤黑如拇指靥点，见颜颊上，此必卒死。

凡人肺前病，鼻则为之孔开焦枯。若肺前死，鼻则为之梁折孔闭，青黑色。若天中等分墓色应之，必死不治。看色浅深，斟酌赊促，远不出一年，促不延时月。

肾病少愈而卒死者，黄黑色靥点如拇指，应耳，此必卒死。

凡人肾前病，耳则为之焦枯。肾前死，耳则为之黔黑焦癣。若天中等分墓色应之，必死不治。看应增损，斟酌赊促，赊则不出四百日内，促则不出旬日之间。

凡五脏吉凶之色，见于分部。肝病者，顺顺而见青白入目，必死，不出其年。若年上不应，三年之内祸必至也。心病者，朏朏①而见赤黑入口，必死，不出其年，名曰行尸。若年上无应，三年之内，病必死也。脾病者，霏霏②而见黑黄入唇，不出其年，若年上不应，三年之内，祸必至也。肺病者，顺顺而见赤白入鼻，必病，不出其年，若年上不应，三年之内，祸必应也。肾病者，其人天中等分发色不正，此是阴阳官位。相法，若不遭官事，即应死也。面目黄黑，连耳左右，年四十以上，百日死。若偏在一边，最凶，必死。两边有，

① 朏（fěi 匪）朏：天未大亮貌。
② 霏霏：指雨雪烟云盛密貌；泛指浓密盛多。

年上无，三年之内祸必至也。

【点评】本篇中周氏辑录了《备急千金要方》《千金翼方》诊五脏六腑气绝证候等相关章节，详细论述了诸凶险之证，诸死候所见面色、目色及其出现的不同部位，具有一定的参考价值。

面部五色吉凶杂述篇

鼻头色青，腹中痛，苦冷者死。鼻头色微黑者有水气，色黄者胸上有寒_{必兼湿也}，色白者亡血也，设微赤非时者死。其目正圆者，痉，不治。又色青为痛，色黑为劳，色赤为风，色黄者小便难，色鲜明者有留饮。《金匮要略》

面青，人中反者，三日死。

面无光，牙齿黑者死。

面色黑，直视恶风者死。

面色黑，胁满不能反侧者死。

面色苍黑，卒肿者死。上《中藏经》

赤色见于耳目及颧颊者，死在五日中。颧颊，一作额。

黑色出于额上发际，下直、鼻脊、两颧上者，亦死在五日中。

黑色起耳目鼻上，渐入于口者，死。谓起于耳，或目，或鼻，渐入于口。

病人及健人，黑色若白色起，入目及鼻口，死在三日中。

肝病皮白，肺之日庚辛死。

心病目黑，肾之日壬癸死。

脾病唇青，肝之日甲乙死。

肺病颊赤目肿，心之日丙丁死。

肾病面肿唇黄，脾之日戊己死。上《脉经》

【点评】本篇所辑《中藏经》《脉经》及前篇所辑《备急千金要方》《千金翼方》，几部著作成书年代相近，其中色诊内容大多承自前贤，共同特点是对诸证死候所见之色的描述，如《中藏经》察声色形证决死法，《脉经》察色观病生死候歌，以及《备急千金要方》《千金翼方》诊五脏六腑气绝证候等等，详细论述了诸凶险之证，诸死候所见面色、目色及其出现的不同部位。周氏撷其精华，悉录于前，方便后学。

面目五色生克篇　按：面主气，主阳，主六腑。目主血，主阴，主五脏。

凡相五色之奇脉，面黄目青，面黄目赤，面黄目白，面黄目黑者，皆不死也。面青目赤，面赤目白，面青目黑，面黑目白，面赤目青，皆死也。《素问》

春面色青，目色赤，新病可疗，至夏愈。此面色生目色也。

夏面色赤，目色黄，新病可疗，至季夏愈。

季夏面色黄，目色白，新病可疗，至秋愈。

秋面色白，目色黑，新病可疗，至冬愈。

冬面色黑，目色青，新病可疗，至春愈。论曰：此四时王相本色见，故疗之必愈。夫五脏应五行，若有病，则因其时，色见于面，亦犹灼龟于里，吉凶之兆，形于表也。

病人本色青，欲如青玉之泽，有光润者佳，面色不欲如青蓝之色。若面白目青，是谓乱常，以饮酒过多，当风，邪风入肺，络于胆，胆气妄泄，故令目青，虽云天救，不可复生矣。《脉经》《千金方》，并作面黄目青，此面色克目色也。

病人本色赤，欲如鸡冠之泽，有光润者佳，面色不欲赤如赭土。若面赤目白，忧恚思虑，心气内索，面色反好，急求棺椁，不过十日死。

病人本色黄，欲如牛黄之泽，有光润者佳，不欲黄如灶中黄土。若面青目黄者，五日死。病人着床，心痛气短，脾竭内伤。百日复愈，欲起彷徨。因坐于地，其立倚床。能治此者，是谓神良。

病人本色白，欲如璧玉之泽，有光润者佳，面色不欲如白垩。若面白目黑_{疑当作青}，无复生理也。此谓酣饮过度，荣华已去，血脉空索，虽遇岐伯，无如之何。《脉经》无"酣饮过度"句。

病人本色黑，欲如重漆之泽，有光润者佳，面色不欲如炭色。若面黑目白，八日死，肾气内伤也。《脉经》无"也"字，下有"病因留积"四字，以例推之，目白当作目赤。

病人面黄目青者不死，青如草滋死。

病人面黄目赤者不死，赤如衃血死。

病人面黄目白者不死，白如枯骨死。

病人面黄目黑者不死，黑如炱死。

病人面目俱等者不死。俱等，谓不改其常，无一部之独异也。上《千金翼方》

伤寒面部五色应证篇

凡看伤寒，必先察色，然后切脉问证，参合以决死生吉凶。夫色有青黄赤白黑，见于面部皮肤之上，其气有如乱丝乱发之状隐于皮里也。盖五脏有五色，六经有六色，皆见于面，以应五行。相生者吉，相克者凶。滋荣者生，枯夭者死。自准头、年寿、命宫、法令、人中，皆有气色，其滋润而明亮者吉，暗而枯燥者凶也。又当分四时生

克之理而通察之。兹略具五色伤寒之要者，列于下以备览。出《准绳》
陶节庵同

青色属木，主风，主寒，主痛，乃足厥阴肝经之色也。凡面青唇青者，阴极也。若舌卷囊缩者，急宜温之。如夹阴伤寒，小腹痛，则面青也。《内经》曰：青如翠羽者生，青如草滋者死。青而黑，青而红，相生者生；如青白而枯燥者，相克乃死也。脾病见青气，多难治。

赤色属火主热，乃手少阴心经之色，在伤寒见之，而有三阳一阴之分。如足太阳属水，寒则本黑，热则红也。经曰：面色缘缘正赤者，阳气拂郁在表，汗不彻故也，当发其汗。若脉浮数，表热汗不出者，面色红赤而光彩也。经言阳明病，面合赤色者，不可攻之。合者通也，谓表邪未解，不可攻里也。若阳明内实，恶热不恶寒，或蒸蒸发热，或日晡潮热，大便秘结，谵语面赤者，此实热在里，可攻之也。如表里俱热，口燥舌干饮水，脉洪面赤，里未实者，且未可下，宜人参白虎汤和之。如少阳经热在半表半里，面红脉弦者，宜小柴胡汤和之，不可下也。经言少阴病，下利清谷，里寒外热，面赤者，四逆汤加葱白主之。此阴寒内极，逼其浮火上行于面，故发赤色，非热也。若不细察，误投凉剂即死矣。又夹阴伤寒，虚阳上泛，亦面赤也，但足冷脉沉者是。又烦躁面赤，足冷脉沉，不能饮水者，此阴极也，宜温之。若久病虚人，午后面两颊颧赤者，此阴火也，不可作伤寒治之。然三阳之气皆会于头额，其从额上至巅顶络脑后者，太阳也；从额至鼻下于面者，阳明也；从头角下耳中耳之前后者，少阳也；但有红气或赤肿者，以此部分别之。盖大头伤寒证，正要知此部分也。《内经》言：心热颜先赤，脾热鼻先赤，肝热左颊先赤，肺热右颊先赤，肾热颐先赤。若赤而青，赤而黄，为相生则吉；如赤而黑，为相克则凶。盖印堂准头有赤气，枯夭者死，明润者生也。如肺病见赤气则难治。

黄色属土，主湿，乃足太阴脾经之色。黄如橘子明者热也，黄如熏黄而暗者湿也。凡黄而白，黄而红，相生则吉；若黄而青，相克者凶也。若准头年寿印堂有黄气明润者，病退而有喜兆也，若枯燥而夭者死。凡病欲愈，目眦黄也。长夏见黄白则吉，若黄而青则凶也。

白色属肺金，主气血不足也，乃手太阴肺经之色，肝病见之，难治。凡年寿印堂白而枯夭者凶，白而光润者吉，若白而黑，白而黄，相生皆吉；白而赤，相克即凶矣。凡伤寒面白无神者，发汗过多，或脱血所致也。

黑色属水，主寒，主痛，乃足少阴肾经之色血因寒而瘀败之色。凡黑而白，黑而青，相生则吉；黑而黄，相克则凶。若准头、年寿、印堂黑气枯夭者死，黑中明润者生也。黑气自鱼尾相牵入太阴者死。黑气自法令、人中入口者死。耳目口鼻黑气枯夭者死。凡面、准头、命宫明润者生，枯暗者死。若心病见黑气在额者死也。华佗曰：凡病人面色相等者吉，不相等凶。又曰：声色心性，但一改常即死矣，此其大略也。上《准绳》

青而黑者多寒痛，青而白者主虚风也。厥阴热厥_{血热而壅滞，气迫塞而不得通}，亦有唇面爪甲青紫而脉伏者，然细察之，其脉必附骨有力也。以下五条出张石顽，凡已见《准绳》者删去，以免繁复。

面赤多热，而有表里虚实之殊。太阳证头痛发热，喘而面赤者，为表证。阳明腑实，汗多而面赤者，为里证。阴盛格阳，与夹阴伤寒，发热头病，面赤足冷，脉沉细，或浮数无力，按之欲散_{亦有浮盛有力，按之弦细，或数道不聚，起伏甚小，治宜以辛温重药，加沉坠之品，大剂急服，使药力直趋下焦，略佐以清肃上焦，使浮阳内合也}，为虚阳上泛。伤寒坏病，汗下过多，元气耗散，微阳失守，皆面赤戴阳_{此宜温固收摄，并宜滋润，不可辛烈，}并宜温补下元。按：阴盛格阳与阴虚阳越判然两途，前人每统以阴病立论，混施温补，误人不少。

面黄主湿，黄而明者兼热，黄而暗者兼寒，黄而带赤者为病欲愈，黄白不荣而多蟹爪纹者，为虫积。黄而浮泽者为内伤蓄血；黄黑而粗槁者为食积。黄而青黑者，脾胃衰极，为木胜土而木无制也。是久病血败也。黄乃血水相和之色。以黄之深浅，辨血之厚薄；以黄之明暗，定血之死活。

白主气虚。语与《准绳》同，不具录。

黑主肾衰。伤寒颜带青黑，为阴寒之色。若久病焦黑者，又为肾热也。神庭黑色如指者，阴晦之色见于正阳之位，卒死之兆。面惨不光，伤寒也。面光不惨，伤风也。面如锦纹，阳毒也。面垢如油，喘促多汗，足阳明中暍也。面垢生尘，洒然毛耸，手少阴中暑也。上张石顽

青主惊，青而脱色，惊恐也。青而赤者为肝火，青赤而晦滞者为郁火。以下五条出《脉如》 凡已见上两篇者，删节免复。

赤色主热。面赤如微醉，或两颧浅红，游移不定，此阴证戴阳，必下利清谷，必小便清白或淡黄，脉沉细，或浮数无力，按之欲散。虽烦躁发热而渴欲饮水，却不欲咽。肌虽大热而按之不热，且两足必冷。又有面赤烦躁，遍舌生疮生刺，敛缩如荔枝状，或痰涎涌盛，喘急，小便频数，口干引饮，两唇焦裂，喉间如烟火上冲，两足心如烙，脉洪数无伦，按之有力，扪其身烙手，此肾虚火不归原所致，证最难辨；但病由内伤，其来以渐，是乃干柴烈火，不戢^①自焚者也。若面赤，目脉赤，身热足寒，头热而动摇，卒口噤，背反张者，痉

---

① 戢(jí)：停止。

也，寒湿风邪，内伤于筋，亦有热病筋燥而急者。

黄色属脾，主湿热食积。黄而枯癯①者，胃中有火；黄而色淡，胃气虚也。面目黄而小便短涩者为疸；小便自利，少腹鞕痛，为蓄血发黄，宜下其瘀。

白色属肺，主气血虚寒，纵有虚火，断无实热。白而青，气血寒凝；白而肥，有痰；白而瘦，爪甲鲜赤，气虚有火也。

黑色属肾，为阴寒；焦黑齿槁，为肾热。凡青黑黯惨，无论病之新久，总属阳气不振。

【点评】仲景《伤寒论》详于症状而略于诊法，王肯堂于《伤寒证治准绳》中补充大量诊法内容，除脉证之辨察外，辟察五色、察目、察鼻、察口唇、察耳、察舌、察身七个章节展开论述，丰富了外感热病的诊察方法。周氏有感其临证经验可法可传，颇具参考意义，特辑录于此。

温病面部五色应证篇

《内经·刺热论》专论赤色所见部位，以决五脏吉凶，已录入面部首篇。又热病顺逆色证，已录入形部顺逆篇。兹不复赘，以省繁文。

天地不外燥湿，病亦不外燥湿，色亦不外燥湿。燥属天气，色多有光而浮；湿属地气，色多有体而晦。光体义见前察色真诀篇。风燥寒燥，由外搏来，主收敛，收敛则急，面多绷急而光洁。燥搏津液，痰饮外溢于面，色多红润而浮，夹湿多红润而晦。燥邪化热，色多干红，苗窍干涩，多烦渴，甚则变枯而青黑。枯而青黑则真阴亏极，而色无光

---

① 癯（qú 瞿）：瘦。

体矣。寒湿内生，色必滞暗，变黄变黑，皆沉晦不明。湿兼风，色润而浮，多自汗。湿与暑合，与热合，或湿土郁蒸之温邪，三者皆由口鼻吸入，三焦主蒸散，蒸散则缓，面色多松缓垢晦，甚者浊邪由内蒸而外溢，如油腻烟熏者然。若由湿化燥，则又晦而且干，晦而干则湿邪未去，真阴又亏，色由无光而无体矣。经言色见部位内应脏腑，外辨病证之说，不可枚举，亦不能尽拘。所当权于其大，以燥湿二字为纲，以兼风、兼寒、兼暑、化火、未化火为权衡，以色中之光体为神气，大道不外是矣。《医原》

【点评】本篇录自清代著名医家石寿棠所著《医原》一书，其论述内容颇为广泛，然其中关于燥湿的论述极为精审，观点新颖，形成了较为完整的理论体系，且颇具临床指导意义。

杂病面部五色应证篇

青色出于太阴太阳_{两额，左为太阳，右为太阴}，及鱼尾正面口角，如大青蓝叶，怪恶之状者，肝气绝，主死。若如翠羽柏皮者，只是肝邪，有惊病、风病、目病之属。_{以下五条出徐春甫《古今医统》}

红色见于口唇，及三阴三阳上下，如马肝之色，死血之状者，心气绝，主死。若如橘红马尾色者，只是心病，有怔忡、惊悸，夜卧不宁等证。

白色见于鼻准及正面，如枯骨及擦残汗粉者，为肺绝，丙丁日死。若如腻粉、梅花、白绵者，只是肺邪，咳嗽之病，有孝服之忧。

黄色见于鼻，干燥如土偶之形，为脾气绝，主死。若如桂花，杂以黑晕，只是脾病，饮食不快，四肢怠惰，妻妾之累。

黑色见于耳轮廓内外，命门悬壁，如污水烟煤之状，为肾气绝，即死。若如蜘蛛网眼，鸟羽之泽者，只是肾虚，火邪乘水之病。

肺主气，气虚则色白。肾属水，水涸则面黧。青为怒气伤肝，赤为心火炎上。萎黄者内伤脾胃，紫浊者外感客邪。憔悴黯黑，必悒郁而神伤；消瘦淡黄，乃久病而体惫。山根明亮，须知欲愈之疴；环口黧黑，休治已绝之肾。张三锡

【点评】上段出自张三锡所著《医学六要》，该书首提"望色"之名词，并有一段专门论述望色及色脉诊，张氏强调望色首先要望其神，这对色诊理论的发展起到了承上启下的作用。

面黑为阴寒，面青为风寒。青而黑，主风，主寒，主痛。

黄而白，为湿，为寒，为热，为气不调。青而白，为风，为气滞，为寒，为痛也。大抵黑气见于面，为病最凶。若暗中有光，准头年寿亮而滋润者生，枯夭者死。王宇泰

黄属脾胃。若黄而肥盛，胃中有痰湿也。黄而枯瘦，胃中有火也。黄而色淡，胃中本虚也。黄而色黯，津液久耗也。黄为中央之色，其虚实寒热之机，又当以饮食便溺消息之。

白属肺。白而薄泽，肺胃之充也。肥白而按之绵软，气虚有痰也。白而消瘦，爪甲鲜赤，气虚有火也。白而夭然不泽，爪甲色淡，肺胃虚寒也。白而微青，或臂多青脉，气虚不能统血也；若兼爪甲色青，则为阴寒之证矣。白为气虚之象，纵有失血发热，皆为虚火，断无实热之理。

苍黑属肝与肾。苍而理粗，筋骨劳勚①也。苍而枯槁，营血之涸

————————

① 勚(yì 易)：劳苦。

也。黑而肥泽，骨髓之充也。黑而瘦削，阴火内烁也。苍黑为下焦气旺，虽犯风寒，亦必蕴为邪热，绝少虚寒之候。

赤属心主三焦。深赤色坚，素禀多火也。赤而膶坚，营血之充也。微赤而鲜，气虚有火也。赤而索泽，血虚火旺也。赤为火炎之色，只虑津枯血竭，亦无虚寒之患。大抵火形之人，从未有肥盛多湿者，即有痰嗽，亦燥气耳。石顽

色贵明润，不欲沉夭。凡暴感客邪之病，不妨昏浊壅滞。病久气虚，只宜瘦削清癯。若病邪方锐，而清白少神。虚赢久困，而妩媚鲜泽，咸非正色。五色之中，青黑黯惨，无论病之新久，总属阳气不振。唯黄色见于面目，而不至索泽者，皆为向愈之候。若眼胞上下如烟煤者，寒痰也。眼黑颊赤者，热痰也。眼黑而行步艰难、呻吟者，骨节疼痛，痰饮入骨也。眼黑而面带土色，四肢痿痹，屈伸不便者，风痰也。

病患见黄色，光泽为有胃气，干黄者是津液之槁。目睛黄者，非瘅即衄。目黄大烦为病进。《三昧》 仲景云："脉和，其人大烦。目重，睑内际黄者，为欲解也。不得遽指为病进。"

面目色同为顺，色异为逆。同者谓其如常而未改也，异者谓其一部独异于常也。

面色夭然不泽，其脉空虚，为夺血。伤寒汗不出，大颧发赤，哕者死。颧见青气者死。黄兼青紫，脉芤者，瘀血在胃，或胁内有块。面上多白点，是虫积。面色青黄白不常，及有如蟹爪路，一黄一白者，主食积。亦有白斑如钱大。晕满额面者。目睛黄者，酒疸；面黄白及肿连眼胞者，谷疸，其人必心下痞；面黑者，女劳疸，一曰黑疸。明堂眼下青色，多欲劳伤，精神不爽，即夜未睡。李士材

【点评】明清时期诊法专论和专著辈出，诊法理论在这一时期迎来了学术繁荣，其中色诊理论达到了空前成熟和丰富的高度。在这一时期，周氏汇录明清多位医家杂病色诊经验于上，其理论基本宗自《内经》，并各有所长，值得细读。

色诊目色应病类

目部内应脏腑部位篇

五脏六腑之津液，尽上渗于目。

目者肝之官也。肝开窍于目，目藏精于肝。肝者主为将，使之候外。欲知坚固，视目大小。目下果大，其胆乃横。水者阴也，目下亦阴也，腹者至阴之所居，故水在腹者，必使目下肿也。据此是下胞属脾也，予历诊亦以下属脾，上属胃为合。

足少阳之筋结于目眦，为外维。其病也，颈维筋急，从左之右，右目不开。

足太阳之筋，为目上纲。足阳明之筋，为目下纲。其病也，寒则筋急，目不合；热则筋纵，目不开。

手太阳之筋，属目外眦。手少阳之筋，属目外眦。足之阳明，手之太阳，筋急则口目为僻，眦急不能卒视。

手少阴之脉，系目系。其病目黄，胁痛，掌中热痛。

手太阳之脉，至目锐眦，其支者至目内眦。其病目黄。

足太阳之脉，起于目内眦。其病目黄，目似脱，项似拔。

手少阳之脉，至目锐眦。其病目锐眦痛。

足少阳之脉，起于目锐眦。其支者复至目锐眦后。其病目锐眦痛。

足厥阴之脉，连目系，从目系下颊里。

足阳明有侠鼻入于面者，属口对入系目本。足太阳有通项入于脑者，正属目本，名曰眼系。病苦头目痛。入阴出阳，交于锐眦，阳气盛则瞋目，阴气绝则瞑目。绝，极也。谓不交于阳也。

足阳明胃脉，上至目内眦。

阴跷之脉，合太阳、阳跷而上行，至于目内眦，故目内眦痛者，取之阴跷。邪客于足阳跷之脉，令人目痛，从内眦始。诊目痛，赤脉从上下者，太阳病；从下上者，阳明病；从外走内者，少阳病。上并出《内经》

首尾赤眦属心，满眼白睛属肺，其乌睛圆大属肝，其上下肉胞属脾，而中间一点黑瞳如漆者，肾实主之。杨仁斋

黑珠属肝，白珠属肺，瞳人属肾，大角属大肠，小角属小肠大外小内，上胞属脾，下胞属胃。夏禹铸 按：其赤络属于心。

【点评】周氏于本篇中阐释目色诊的理论依据，乃主要源自《内经》中对目与脏腑、目与经络关系的认识。《素问·五脏生成》："诸脉者，皆属于目。"《灵枢·口问》："目者宗脉之所聚也。"说明人体全身脉络皆与目相通，五脏六腑之精气均可通过全身脉络上注于目，故可通过诊察目睛或目周皮肤色泽变化来诊断疾病。

目胞形色应证篇 凡已见面目五色生克篇、门户井灶篇者，不复重具，以省繁文，当与前后诸篇参看。

跻脉气不荣，则目不合。以下出《内经》

视人之目窠上，微痈，如新卧起状，其颈脉动，时咳，按其手足上，窅而不起者，风水肤胀也。凡上下胞壅起者，皆脾胃有湿。

眼胞上下如烟煤者，寒痰也。以下出李士材

目下灰色为寒饮，眼黑颊赤为热痰。

眼黑而行走艰难，呻吟者，寒湿入骨也。

眼黑而面赤如土色，四肢痿痹，屈伸不便者，风痰也。

眼上下有青色晕者，多欲劳伤，精神不爽，即夜未睡。

面黄白及肿连眼胞者，谷疸，其人必心下痞。

大眦破烂，肺有风也。小眦破烂，心有热也。上胞肿，脾伤也。下胞青色，胃有寒也。

脾间积热，及宿食不消，则生偷针。

按：小儿目胞微肿者常也，以其乳食，胃中湿气当盛也；若肿甚者，中有停滞也。壮年目胞肿不退者，是生而脾气不足，常受肝制，其人多怒而少寿。

【点评】人体脏腑精气盛衰随少、长、壮、衰产生变化，临证诊断辨证当虑及年龄因素的影响，周氏于按语中指出小儿和壮年同患目胞肿，但病因病机迥然有别，意在提示同道后学诊疾当辨体辨证结合，因人而异。

目睛形色应证篇

十二经脉，三百六十五络，其血气皆上于面，而走空窍。其精阳气上走于目，而为睛。按：凡病虽剧，而两眼有神，顾盼灵活者吉，以目为五脏十二经之精气所发见也。

五脏六腑之精气，皆上注于目，而为之精。精之窠为眼，骨之精为瞳子，筋之精为黑眼，血之精为络，其窠气之精为白眼，肌肉之精为约束，裹撷筋骨血气之精，而与脉并为系，上属于脑，后出于项中。故邪中于项，因逢其身之虚，其入深，则随眼系以入于脑，入脑则脑转，脑转则引目系急，目系急则目眩以转矣。邪中其精，其精不相比也，则精散，精散则视歧，视歧见两物。目者五脏六腑之精也，营卫魂魄之所常营也，神气之所生也。故神劳则魂魄散，志意乱。是故瞳子黑眼法于阴，白眼赤脉法于阳也，故阴阳合传而睛明也。目者心之使也，心者神之舍也，故神精乱而不转，卒然见非常处，精神魂魄散不相得，故曰惑也。

太阳之脉其终也，戴眼。少阳终者，耳聋，目矏①绝系。阳明终者，口目动作。五阴气俱绝则目系转，转则目晕，目晕者死。目正圆者，痉，不治。

精明者，所以视万物，别黑白，审短长。以长为短，以白为黑，如是则精衰矣。骨槁肉脱，气喘目陷，目不见人，即死；能见人，至其所不胜之时而死。

肾脉微滑为骨痿，坐不能起，起则目无所见。《千金方》曰：人有风疹，

---

① 矏(qióng 穷)：眼睛直视。

必多眼昏，先攻其风，其暗自愈。

阳气者，烦劳则张，精绝，辟积于夏，使人煎厥，目盲不可视，耳闭不可听。气脱者目不明，脱阴者目盲，热病目不明者死，髓海不足，脑转耳鸣胫酸，目无所见也。

目赤色者病在心，白在肺，青在肝，黄在脾，黑在肾，黄色可名者，病在胸中。

目色青黄赤白黑者，病在筋。目黄，爪甲上黄者，黄疸。

诊寒热瘰疬，有赤脉上下贯瞳子，见一脉，一岁死；见一脉半，一岁半死；见二脉，二岁死；见二脉半，二岁半死；见三脉，三岁死。见赤脉，不上下贯瞳子者，可治也。诊目赤脉法，又详部位篇。

诊痫疽，白眼青，黑眼小者，逆不治。《内经》

[点评]《内经》中目诊虽无专篇，但各篇中散见许多相关内容，且论述全面精辟，后世医家多宗其说。《灵枢·四时气》曰："睹其色，察其目，知其散复者，视其目色，以知病之存亡也"。《灵枢·邪客》亦言："因视目之五色，以知五脏而决死生。"目色诊通过察目色可判断病位，辨别病因，预测疾病预后等。

咳而上气，此为肺胀，其人喘，目如脱状，脉浮大者，越婢汤主之。

尺脉浮，目睛晕黄，衄未止；晕黄去，目睛慧了，知衄今止。仲景

白轮变赤，火乘肺也。肉轮赤肿，火乘脾也。黑水神光被翳，火乘肝与肾也。赤脉贯目，火自盛也。凡目暴赤肿起，羞明隐涩，泪出不止，暴翳目矇，皆火热所为也。子和

勇视而睛转者，风也。直视不转睛者，肝绝也。黑珠纯黄，凶证

也。白珠色青，肝风侮肺也。淡黄色，脾有积滞也。老黄色乃肺受湿热，疸证也。瞳子属肾，无光采，又兼发黄，肾气虚也。黑珠变黄，肾水为脾土所克，若湿热新病，犹有可治。久病身重，不能转侧，无论湿寒湿热，均难措手。石顽

体肥气盛，风热上行，目昏涩者，胸中浊气上行也。重则为痰厥，亦能损目。常使胸中气清，无此病也。暴失明者，是阳为阴闭，当有不测之疾。翳膜者，风热重也，或斑入眼，此肝气盛而发于上也，当发散而去之，若疏利则邪气内蓄，翳反深矣。当以掀发之物，使其邪气再动，翳膜乃浮，辅以退翳之药，则自去矣。病久者不能速效，当以岁月除之。《医说》

目疼，阳明表证。目赤，经络热盛。目瞑，漱水，鼻燥，为阳邪上盛，欲解必衄。目黄而头汗，欲疸。目不了了，阳明腑实。若睛不和者，少阴热也。目眩，为痰因火运。目白睛黄，欲发瘅也。目直视不能眴①，或白睛黄，此误发汗，将欲衄也。目正圆者，痓，不治。下后目闭，为阴血受伤。目反上瞪，为阴气上逆。石顽　此条伤寒。

肝开窍于目。燥病则目光炯炯，湿病则目光昏蒙。燥甚则目无泪而干涩，湿甚则目珠黄而眦烂，或眼胞肿如卧蚕。目有眵有泪，精采内含者，为有神气；无眵无泪，白珠色蓝，乌珠色滞，精采内夺，及浮光外露，皆为无神。凡病开目欲见人者为阳，闭目不欲见人者为阴。目能识人者轻，昏眊②不识人者危。其直视斜视，上视下视，目睛微定，移时稍动者，有因痰闭使然，又不可竟谓之不治也。《医原》此条温病，《难经》谓病患闭目不欲见人者，脉当弦，当是肝邪有余。

---

① 眴(shùn 顺)：动目示意。
② 眊(mào 貌)：眼睛昏花，看不清楚。

色诊舌色应病类

舌部舌色内应脏腑篇　附咽喉

胃足阳明之脉，循喉咙。

胃足阳明之别，上络头项，合诸经之气，下络喉嗌。其病气逆则喉痹卒喑。

肝足厥阴之脉，循喉咙之后，上入颃颡。其病咽干。

小肠手太阳之脉，循咽下膈。病则咽痛。

脾足太阴之脉，侠咽，连舌本，散舌下。病则舌本强痛。

心手少阴之脉，从心系上侠咽，病则咽干。

心手少阴之别，系舌本。其病虚则不能言。

肾足少阴之脉，循喉咙，侠舌本，其病舌干咽肿。

膀胱足太阳之筋，入结舌本。肾足少阴之筋，结于枕骨，与足太阳之筋合。按：合则亦入结舌本矣。上出《内经》

【点评】《内经》是我国现存最早记载舌诊内容的古医籍，总结了先秦时期的舌诊经验，其理论基础为舌与人体脏腑经络的关系。《内经》舌诊未设专篇，相关条文散见于全书各篇中，周氏汇录于上，方便后学阅读掌握。

舌者，心之窍也。凡病俱见于舌。舌尖主心，舌中主脾胃，舌边主肝胆，舌根主肾。江笔花

舌之尖属心经，中心至根属肾经，两旁肝胆，四边脾经。四边谓中

心之四围，平面之处也。两旁，谓极边两侧，向外之处也。**铺面白苔是肺经**。此谓本来自有之白苔也。**满舌皆是胃经**。又舌尖是上脘所管，中心是中脘所管，舌根是下脘所管。此舌上一定之部位也。胡玉海《伤寒一书》

至论颜色，黄苔胃经，黑苔脾经，红苔胆经，紫红苔肾经，苔上起杨梅刺焦干，黑中有红点者是肝经。再纯黑亦是脾经，鲜红有刺，亦是胆经，此各经一定之颜色也。其或黑与黄间，红与紫呈，白与黄杂，红与黑形。此兼经互呈之颜色也。同上　按：苔无红色，是舌质也。前人皆苔质不分，今特辨之如下。

舌质舌苔辨　新订

前人之论舌诊详矣，而只论舌苔，不论舌质，非不论舌质也，混苔与质而不分也。夫舌为心窍，其伸缩展转，则筋之所为，肝之用也。其尖上红粒细于粟者，心气挟命门真火而鼓起者也。其正面白色软刺如毫毛者，肺气挟命门真火而生出者也。至于苔，乃胃气之所熏蒸，五脏皆禀气于胃，故可藉以诊五脏之寒热虚实也。若推其专义，必当以舌苔主六腑，以舌质主五脏。舌苔可刮而去者，气分之事，属于六腑；不可刮，即渐侵血分，内连于脏矣。舌质有变，全属血分与五脏之事。前人书中有所谓舌苔当分有地无地者，地即苔之里层，不可刮去者也，亦无与于舌之质也。尝见人无他苦，但苦常滑遗，视其舌，中心如钱大，光滑无苔，其色淡紫。又见患胃气痛者，其舌质常见通体隐隐蓝色。此皆瘀血阻于胃与包络之脉中，使真气不能上朝，故光滑不起软刺，是血因寒而瘀也。通体隐蓝，是浊血满布于细络也。故舌苔无论何色，皆属易治。舌质既变，即当察其色之死活。活者，细察柢里，隐隐犹见红活，此不过血气之有阻滞，非脏气之败坏也。死者，柢里全变，干晦枯菱，毫无生气，是脏气不至矣，所谓真脏之色也。故治病必察舌苔，而察病之吉凶，则关乎舌质也。以下诸篇，所论已详，读者当细思之。

按：刘河间极论玄府之功用，谓眼耳鼻舌身意，皆藉玄府以成其功用者也。上言舌体隐蓝，为浊血满布于细络，细络即玄府也。所谓浊血满布，是血液之流通于舌之玄府者，皆夹有污浊之气也。或寒气凝结，或痰涎阻滞于胃与包络之脉中，致血液之上朝者，不能合于常度，即污浊之气生矣，非必其血腐败而后然也。若果败血满塞于中，有不舌强硬而死者耶？

【点评】中医早期著作如《内经》《难经》中，只言"舌"，而无"舌苔"之说，仲景"舌上胎"和"舌青"的描述，证明张仲景已经开始注意到舌苔、舌质，但仍是语句寥寥，并未详论。直至元代杜清碧《敖氏伤寒金镜录》方有"舌胎"一说，清初卢之颐《痎疟论疏》创用"舌苔"一词。周氏前篇按语中已指出"前人皆苔质不分"，提示吾辈研读早期医籍舌诊相关条文时当注意区分；现又专设本篇《舌质舌苔辨》详述其差异，足见其重视程度。

舌苔有根无根辨 新订

脉有有根无根之辨，舌苔亦何独不然。前人只论有地无地，此只可以辨热之浮沉虚实，而非所以辨中气之存亡也。地者，苔之里一层也；根者，舌苔与舌质之交际也。夫苔者，胃气湿热之所熏蒸也。湿热者，生气也。无苔者，胃阳不能上蒸也，肾阴不能上濡也。前人言之晰矣。至于苔之有根者，其薄苔必匀匀铺开，紧贴舌面之上，其厚苔必四围有薄苔辅之，亦紧贴舌上，似从舌里生出，方为有根。若厚苔一片，四围洁净如截，颇似别以一物涂在舌上，不是舌上所自生者，是无根也。此必久病，先有胃气而生苔，继乃胃气告匮，不能接生新苔，而旧苔仅浮于舌面，不能与舌中之气相通，即胃肾之气，不能上朝以通于舌也。骤因误服凉药伤阳，热药伤阴，乍见此象者，急救之犹或可复。若病势缠绵日久，渐见此象，真气已索，无能为矣。常见寒湿内盛之病，舌根一块白厚苔，如久经水浸之形，急用温里，此苔顿退，复生新薄苔，即为生机。又常见病困将死之人，舌心一块厚苔，灰黄滞黯，四面无辅，此阴阳两竭，舌质已枯，本应无苔，而犹有此者，或病中胃强能食，五脏先败，而胃气后竭也。或多服人参，无根虚阳结于胸中，不得遽散，其余焰上蒸，故生此恶苔，甚或气绝之后半日胸中犹热，气口脉犹动也。

【点评】舌苔之有根无根往往提示胃气之存亡，鉴别有根无根，许多医家提出刮舌验苔法。叶天士《南病别鉴》认为"无根即为浮垢，刮之即去"，周氏亦承此法，在其另一部诊法著作《重订诊家直诀》便提出"一刮即净"为无根苔，"刮之不能全净"为有根苔。

伤寒舌苔辨证篇一 出胡玉海《伤寒一书》，大旨是论湿温为伤寒后半截事。

头痛，身热，恶寒，脉浮滑，阳明太阳。

身热，口燥，脉弦滑，阳明少阳。

身热，舌苔白，脉洪滑，正阳阳明。

舌苔微黄，正阳阳明。

舌苔前白后黄，正阳阳明。按：是上寒下热，外寒内热。

前黄后白，正阳阳明。按：是上脘化热，而中焦有水饮。

四围白，中间黄，正阳阳明。

白带灰色，阳明将入太阴。

白带有路，阳明太阴。

微白燥黄色，阳明太阴。

粉白微红，阳明少阳。

无白，微桃红，阳明少阴。

前半红，后半白，少阳太阴。

前半红，后半黄，少阴太阴。

前半黄，后半黑，阳明太阴。

前半黄，后半赤，太阴少阴。

前半黄，后半紫，太阴厥阴。

纯黑色，太阴。

纯黄色，太阴。

黄分八字，阳明太阴。

一边黄，一边白，阳明太阴。

一边黑，一边黄，阳明太阴。

焦黑，太阴。

润黑，太阴。

花黄灰黑，阳明太阴。

纯红，镜面，太阴。其形色光如漆桌，如光而不湿，舌下华池皆干者，重。宜细审之。

舌厚如三个厚，少阴。

舌阔如三个阔，少阴。

舌圆，少阴。

舌平无尖，少阴。按：旧谓舌边缺如锯齿者死。

白苔有一点点红，阳明少阳。

白苔有一点点黑，阳明太阴。

白苔有一点点黄，正阳阳明。

尖红后赤，少阴少阳。

尖赤后紫，少阴少阳。

以上三十五法，乃辨证之大略，余照此类推之可也。

广东、福建、浙江、江南扬州分野，鱼盐海滨之地，肠胃脆薄，气盛血热，所以风邪一客即病。头虽痛，不如斧劈；项虽强，尚可转侧；背虽牵制，尚可动摇。风邪入胃，肺则凝塞，所以一日为风，二日为热，三日为火，热甚之故。热与风邪相搏，凝塞成毒。此毒，胃主肌，脾主肉，不在肉而在肌。肌，毛窍之内也。故点点然如斑之状，如疹之形，红色鲜明，一日三潮，三日九潮，故毒必三日，虽不治，亦疏散也。脉左寸浮，右关滑，气口大，无有正伤寒也。故太阳经虽病不病，此阳明之正病也，谓之阳明太阳。舌苔白，一日不口渴，二日不大便，至三四五六日，大便解，则腠理开。汗出而解。如阳明第四日，血热成毒，不能发越，毒郁在中，腠理不开，郁遏邪热，则传入少阳。一日口渴，左关洪大，右关洪滑，右寸气口闭遏，此肺经热邪冲遏，气道不舒，斑在肌腠，血凝在皮，少阴虽然受热，而未尝着病。二日目赤，舌苔红，耳鸣，左关脉洪大而数，此热甚邪胜也。第三日谵语，不欲眠，右关洪滑而实。四日斑出则少解，斑不出狂叫不安，右关滑实有力，左关脉洪数微弦，左尺脉虚大，此邪气将入于里。第五日耳聋，不欲眠，起坐不休，谵语欲狂，此斑毒不得发越，口干消水，舌苔红黄色，邪尚未曾传里也；舌苔红紫色，将入于脾。左关弦，右关实，乙木怒极，热郁之甚。耳聋，肾之火闭也。斑毒出于胸项脊背，此阳邪有余，隐于胸项脊背，此阳毒将陷入阴分。六日大便解，邪气得下，斑必发出；六日不解，火气闭于幽门，小便短涩，毒反熏胃，肺闭，大肠热，目直视，不欲见人，脉数，舌焦。邪传太阴，目黄，面黄，此风胜湿郁。第七日耳聋，口渴，目黄，两颊黄赤，舌苔焦，脉与六日同，此病尚在阳分未除，邪虽入里，犹可挽回。少阳不得解，邪传入里，流入太阴脾经。一日右关洪大而软，左关弦动，左寸闭，此热邪客于包络，神昏气短，白珠红，肺经郁抑，斑毒则颈项上见者红色，两颊无有，心胸不见，季胁有微点，腹上点点红色，手臂前俱有红色，舌苔黄黑，虽然传里，阳证未除。二日右寸见弦脉，风邪客于肺，将发白斑，气促者死，鼻扇者死，耳聋者生，面颊红者生，闭目不欲见人者生，鱼口鸦声者死。第三日右关数，左寸不见，右尺洪大，此邪热客于肾，唇紫，舌焦黑，目直视，不欲见人，此毒郁于小肠，燥粪不得下，斑隐在肉内，怒狂叫骂者生，口渴消水者生，小便不滋润者死。第四日左寸闭，左关弦，左尺洪大，右关虚软，右寸见芤脉，右尺不见，血热在中焦，斑见蓝色。第五日左右手寸关脉不见，两尺洪大，声嘶欲哭，斑郁不得发越，目黄身黄者死。第六日尺寸俱无，两关弦紧，舌苔湿滑，此火甚感寒，头凉，舌苔燥裂，仍为火论。或阳明第五日斑发不透，邪毒不入少阳，竟入太阴，此非越经传也，或饮食所伤，或药饵所误。太阴一二日，季胁痛，下痢，左关弦软，右关弦长，气口脉洪，尺脉大，口渴甚，嘴唇干，舌燥，神气清，舌苔黄厚，黑灰色。第三日舌根黑，中黄，尖白，目赤面青，左关脉数，右关滑大有力，肺脉大，两尺脉闭，头面有斑，颈项无斑，胸背有斑，肚腹无斑，此阳气不得发越，阴气凝塞。太阴四日，左三部闭，右关软，肺脉大，尺脉洪，口渴甚，目红，面赤，鼻青，唇黑者死，伏斑下陷。太阴五日，尺寸俱浮，右关芤，左关紧，时作寒战，头痛，目赤，鼻黑，舌青，唇紫者死，斑毒乘于肝，非传厥阴，邪中厥阴也。太阴之脉，利于无力，邪入于脾，气盛血热，流于四肢，分布百骸，贯注于心，心神失专其权，是以相火之邪甚炽，心神与相火失位，则一身无所主矣。故四肢百骸俱痛，腹满口干，舌黄舌黑，唇燥，五脏与大小肠膀胱三焦皆受其制。脉之细小者，胃气不伤，脉之滑大者，胃气已坏。胃主纳谷，脾主消谷；胃主受纳，脾主转濡；胃之受纳在于肺，脾之转濡在乎肝。在上者为痰，在下者为糟粕。膈气实则痰滞于膻中；心气热，则糟粕滞于小肠。渴欲饮冷者，膈气热也。饮水不小便者，肺叶焦也。肺气盛者，则大肠之道不行。夫邪在阴分，不利见阳脉；病在阳分，不利见阴脉。太阴之病，利于细小虚软，不利于洪大滑实。通其经络，导其闭塞，毋使风木成邪，致人九窍不通而死。太阴之脉，非独取右关，左寸左关右尺皆可概见也。独肺居华盖，肺气凝涩，更利于细小，不利于实大。与正伤寒之病，传入太阴，皆脉大者病进，脉小者病退；有力者病进，无力者病退；滑实者病进，虚软者病退；紧实者病进，芤软者病退；洪数者病进，细软者病退。如病之外现，目红面红，舌红唇红，手足摇动，坐立不宁，舌苔焦黑，此毒邪炽盛，脉见细小，此皆有胃气，不可谓不治也。如目青面青，唇青舌白，脉见微细者，毒气下陷，将出汗而死矣。太阴病，面赤目赤，唇紫舌黑，两关见数脉者危，见促脉者死。面白目赤，鼻青唇青，舌苔灰色，左尺右关见紧脉者死。目赤面黄，鼻扇唇青，右寸见数脉，关脉见弦脉，两尺不应者死。神气如常，舌苔微黑，两关见革脉者死。舌黄目青，面白唇白，脉见微弱，手足厥冷，身发白斑者死。舌光如镜，目红面青，两关洪大，两尺洪数，两寸不应，毒陷下焦，颈项斑不出者死。舌上芒刺，苔色灰黑，腹胸胀满，渴甚不欲饮水，右寸见极，右关见软，左关见涩，结胸者死。舌尖平，季胁痛，舌苔焦黑，时下清水，口渴不欲饮汤水，左尺见结，左寸见代，右关见牢，热结小肠死。舌苔黄白，点点红紫，唇青，面白，目赤，左关见软，右关见涩，肺脉不应者死。舌苔厚白，上灰黑色，脾部干燥，唇红，目赤，面白，两尺不应，左关见软，右关沉实，两寸不应，颈项发白斑者死。舌苔红紫，目赤面黄，唇干胸满，神气昏沉，手足厥冷，右关不应，左关弦紧，左尺空大，斑毒陷下者死。舌焦圆厚，华池干燥，唇焦齿黑，目红面赤，神气昏愦，脉见细小，频叫，不知人者死，知人者可生。大便频解，不知人者死；大便频解，渐知人者可生。舌不出口，发战者死。大便解后，舌不润转者死不治。大便解后，神气倏清，舌虽润，即出汗者死。大便解后，脉见狂大，必定血从口鼻出，急服更衣散一服，使肝分得凉，藏血可生，如迟，吐血必死。夫病至太阴，死证已多；若传入少阴，则邪盛正衰，危者十九，死者亦多；传入厥阴，则风木成邪，九窍将闭，不必为之细论矣。此篇所论，与温病相出入，先生亦谓非正伤寒病也。

凡舌红面赤，而两手见阴脉，或脉来摇摆无根，恍惚难凭，舌上肝胆部位，有一点点紫泡如黄豆大者，此热毒归脏，不治之证。在左者重，在右者轻，在中间而不在肝胆部位者更轻，察其脉，可救者，须救之。旧谓舌边缺如锯齿者死，即此义也。

伤寒舌苔辨证篇二 出张石顽《伤寒绪论》，中间略据鄙见补注。

舌胎之名，始于长沙，以其邪气结里，如有所怀，故谓之胎。一谓之苔，如地之生苔者。伤寒邪在表，则胎不生。邪热传里，则胎渐生，自白而黄，黄而黑，黑甚则燥裂矣。要以滑润而白者为表邪，灰黑湿润无苔为阴寒此即舌质之变色也，灰黑薄滑为夹冷食，皆不可用寒凉攻下之剂。然中暑夹血，多有中心黑润者，又不可拘此说。若黄黑灰色而干燥纹裂者为热极，万无虚寒夹血之理。亦有因极热忽地饮冷而胃口之血瘀结，见黑苔者。惟屡经汗下，舌虽干而有微薄苔，却无燥裂芒刺，此为津液耗亡，不可误认实热而攻之，必致不救。《金镜》三十六治法，举世宗之。又《观舌心法》一百三十七图，条分缕析，辨证最详。其间论红为瘟热，紫为酒毒，霉酱为夹食，蓝为肝脏纯色，迥出前人未备，所嫌舍本逐末，未免繁紊无纲领。因括其捷要，辨论于下。

【点评】《黄帝内经》时期的舌诊偏重"舌本"，只言"舌"，既无"舌胎"之说，亦无"舌苔"之说。《素问·刺热论》中"舌上黄"的描述，可能是现存文献中关于今义"舌苔"的最早记载。《伤寒论》出现"舌上胎""舌青"之谓，注意到"舌"与"胎"的区别。元代杜清碧《敖氏伤寒金镜录》中首载"舌胎"，直至清初卢之颐《痎疟论疏》方创"舌苔"一词。清中晚期，吴鞠通受叶天士影响，作"舌胎"与"舌苔"之辨，其论舌从草不从肉，创"舌苔"之用，因吴鞠通《温病条辨》影响深远，故其舌论传之甚广，自此"舌苔"逐渐取代了"舌胎"。由上述可知"舌胎"与"舌苔"是两个含义不同的舌诊术语，反映了舌诊在不同时期的发展状况，故在古籍整理中不可随意将"舌胎"改为"舌苔"。周氏编著本书时将吴鞠通之论编入《杂病舌苔辨证篇》，并在辑录各家论舌章节时尽量保持原句，未将"舌胎"径改作"舌苔"，使读者可一览古籍原貌，并从中窥得舌诊理论的发展轨迹。

如白胎者，邪伤气分，肺主气而色白，又主皮毛，故凡白胎，犹带表证；仲景以为胸中有寒，止宜和解，禁用攻下，攻下必致结痞，变证不测。若温病、热病，一发便壮热，昏愦燥渴，舌正赤此即舌质而有白滑胎，即当用白虎汤汗之。白虎汤虽可生汗，初起总宜略加表药。时疫初起，舌上白胎如积粉者，达原饮解之。若伤寒邪入胃腑，则白胎中黄；邪传少阴，则白中变黑。若纯色为一经证，边与中间两色俱传经证。若从根至尖直分两路者，是合病与夹阴舌也。合病则白中兼两路黄，夹阴则白中兼两路黑润及灰色也。从根至尖横分两三截苔色者，是并病舌也。合病并病，分别含混。合病者，一邪而伤两经也，或虽由此经传彼经，而仍是寒邪，谓两经合病于一邪也。并病者，此经寒邪蕴为彼经热病，或一经而有寒热之两病，谓两邪并病于一身也。舌胎之直分横截，与此浑不相涉。直分二三路者，以表里分也。中间为里，两边为表，左为肝胆，右为脾胃。横分两三截者，以三焦分也。尖为上焦，中为中焦，根为下焦，视其色以决其寒热虚实也。故尖白根黄，尖白根黑，及半边胎滑者，虽证类不同，皆属半表半里。白胎多而滑、黄黑胎少者，表证多也，尚宜和解。黄黑胎多而白胎少，或生芒刺黑点干燥者，里证多也，必下无疑。虽中心黄黑，而滑润边白者，此为表证未尽。所谓表证未尽，即风寒尚未全化热也。鄙见即化热，仍是表邪，与真正里证，总是不同。伤寒则大柴胡两解之，温热时疫则凉膈散或白虎合承气攻下之。又伤寒坏病，虽白而厚，甚燥裂者，此为邪耗津液，宜小柴胡稍加芒硝微利之。纯白滑胎，为胃虚寒饮结聚膈上之候，每于十三四日过经致变，不可泛视也。一种白厚胎，如煮熟色到底不变者，必里挟寒物留滞不散，致脉伏不出，乃心脾气绝，肺气受伤也，慎不可下。寒滞不化，可用温下。宜枳实理中汤，热甚，合小陷胸下之。至于能食自利而白胎滑者，为脏结难治也。黄连汤、连理汤、备急丸选用，间有得生者。

黄胎者，阳明腑实也。黄湿而滑者，为热未盛，结当未定，不可便攻，攻之必致初鞭后溏也。冬时宜确守此例，俟结定乃攻，不得已，大柴胡微利之。若在夏月，一见黄苔，便宜攻下。以夏月伏阴在内，多有下证最急而胎不燥者，不可泥也。若黄而燥者，为热已盛，峻下无疑。黄而生芒刺黑点者，为热势极。黄而瓣裂者，为胃液干，下证尤急也。诸黄胎皆属胃热，分缓急轻重下之。有种根黄而硬，尖白而中不甚干，亦不滑，短缩不能伸出，谵妄烦乱者与前条半表半里证不同，此痰挟宿食占据中宫也，大承气加生姜、半夏主之。有舌色青紫此即舌质而胎却黄厚，甚则纹裂，但觉口燥，舌仍不干者，此阴证夹食也。青紫是有瘀血，非阴证也，是湿邪蕴积，深陷于血分之象。脉或沉细而伏，或虚大而涩，按其心下或脐旁硬痛结痰与瘀血相挟，多有此脉象证候而时失气者若常失气，非有宿食燥屎，即当为气脱矣，急宜大承气，另煎生附子佐大黄下之。若脉虚大者，黄龙汤主之，热极烦躁者，更加生地、麦冬，夏月尤宜。若冬时阴证夹食，而舌上苔黄不燥者，宜用附子理中合小承气下之。大抵舌有积苔，虽见阴象，亦是虚中有实，急当攻下无疑，但下法与寻常不同耳。又中宫有痰饮水血者，舌多不燥，不可因其不燥，而延缓时日致误也。凡温病热病稍见黄白胎，无论燥润，即宜凉膈双解。时行疫疠稍见白苔，即宜白虎、达原。若见黄黑，无论干湿，大承调胃，急夺无疑。

黑胎者，少阴肾色也。血分瘀浊之极也。燥硬而隐隐见紫者，是因热灼，以致血败。柔润而隐隐见淡者，水饮结而气不流行，以致血瘀也。若五六日后，热传少阴，火乘水位，亢极之火，不为水衰，反兼水化五行空谈，陋习也。此只是热邪深入，阴液全干，血瘀气浊，发见枯滞之死色也，如火过炭黑是也。始因表证失汗所以瘀也，致邪入少阴，下之即愈。然有屡下，热不减，苔不退者，此必宿食留滞于中宫也，宜黄龙汤加炮姜、川连。有误用汗下太过，津液枯竭所以瘀也，而胎燥黑者，此为坏病，须量人虚实为治。虚者其胎必薄而润，生脉散合附子理中；实者其胎必厚而燥，生脉合黄连解毒解毒即三黄汤。一则阴虚阳亢，一则阳虚阴亢，不可不审。热势盛剧，则黑胎上生芒刺，及燥裂分隔瓣者，须用青布蘸薄荷汤拭润，更以姜片刮去芒刺，撅起隔瓣，看刺下瓣底 即舌质也，色红可治，急下之；若俱黑，不治矣。又黑胎腐烂者，心肾俱绝；舌黑而卷缩者，肝绝；皆不可治。舌黑及灰或黄，而发疱生虫腐烂，虽为湿热，亦属肝伤，俱为危候。又中间一路润黑燥胎 质润而苔燥也，两边或黄或白者，两感舌也。此或凤有蓄血，内正虚，外邪实，非两感也。篇中说两感皆未合。边黄则调胃承气，边白则大柴胡下之。若中间一路黑滑薄胎，两边白滑，此表里俱虚，胃中虽有留结，急宜附子汤温之。凡黑胎多凶 心气为瘀血所阻，邪气内溃甚速，黑而干燥或芒刺瓣裂，皆为实热，急宜下夺。黑薄湿润，或兼白滑者，皆为阴寒，急当温经也。一种中黑而枯，或略有微刺，色虽黑而中无积胎，舌形枯瘦，而不甚赤 此即舌质，其证烦渴耳聋，身热不止，大便五六日或十余日不行，腹不硬满，按之不痛，神识不昏，昼夜不得睡，稍睡或呢喃一二句，或带笑，或叹息，此为津枯血燥之候，急宜炙甘草汤，或生料六味丸，换生地，合生脉散，加桂，滋其化源，庶或可生。误与承气必死，误与四逆亦死。凡舌胎或半黄半黑，或半黄半白，或中燥边滑，或尖干根润，皆为传并之邪，寒热不和之候。大抵尖黑稍轻，根黑至重，黄黑宜大承气，兼白者宜凉膈散，分缓急下之。若全黑，为死现舌，不治 心血全瘀。夏月热病，邪火时火，内外燔灼，胎黑易生，犹可攻治。冬月伤寒，舌胎全黑，决难救也。此乃指黑而润者，是血因寒而瘀，夏热瘀易行，冬寒瘀难行也，若热瘀，即冬夏皆凶。然中暑误认外感，而加温覆，多致中黑，边极红而润，脉必虚大，急用白虎汤清之，虚者加人参、竹叶。如更误认阴寒，而与热药，必致烦躁不救也。夏月中暑，多有黑舌，黑而中干者，白虎无疑。黑而滑润，或边白者，必夹寒食。前以此为两感，为表里俱虚，此以为夹寒食，当以此文为得之。然尚遗却蓄血一证。蓄血有寒有热，亦辨于苔之润燥也。挟痰者，多见灰色之苔，总因邪气关及血分致此。古法用大顺散，然不若理中合小陷胸最当。若直中少阴真寒，始病不发热，舌心便黑色_{如此必昏厥矣}，非由黄白变化，其胎虽黑而滑，舌亦瘦小，此真脏寒，必厥冷，自利呕吐，脉沉迟，四逆附子辈急温之，稍缓则不可救。

灰黑舌者，足三阴互病，如以青黄和入黑中，则为灰色也。痰水主于脉中，致血微停瘀也。然有传经直中之殊，盖传经热邪，始自白胎而黄，黄而灰黑，或生芒刺黑点，纹裂干燥，不拘在根在尖，俱宜攻下泄热，有淡灰色，中起深黑重晕者此病久寒热互结，或夙有痰饮蓄血，又新加以停滞也。若因内传一次，即见一重，于理难通；或者邪气化寒、化热、化燥、化湿，转变一次，即增一重；亦或伤冷、伤热、伤食、伤饮，多伤一次，即增一重也，乃温病热毒，急用凉膈双解治之。热毒内传一次，见晕一重，传二、三次，见二、三重也。若见三重者，不治。若直中三阴，始病无燥热，便见灰色，舌润无胎，更不变别色者，此必内夹寒食，及冷痰水饮，或蓄血如狂等证，当随证治之。又有感冒夹食，屡经汗下消导，二便已通，而舌上灰黑未退或湿润，或虽不湿，亦不干燥者，不可因其湿，误认为寒，妄投姜附。亦不可因其不润，误与硝黄。此因汗下过伤津液，虚火上炎所致，其脉必虚微少力，治宜救阴为急，虽无心悸脉代，当用炙甘草汤主之。内有生地、阿胶、麻仁、麦冬之甘润，可以滋阴润燥。盖阳邪亢盛，则用硝黄以救阴，阴血枯涸，则宜生地以滋阴，可不辨乎。

红色者，心之正色也。若红极为温热之毒，蕴于心胃，及瘟疫热毒内盛也。若湿者，不可便下，解毒汤或白虎。红中有白胎者，更感非时之寒也，桂枝白虎汤。红中夹两路灰色胎者，温热而夹寒食也，凉膈散加消导药一、二味。红中有黑胎者，热毒入少阴也，大承气合白虎汤。红极有黄黑芒刺者，热毒入腑也，调胃承气汤。红极有紫红斑，及遍身发斑者，阳毒入心也，人参白虎汤加犀角、黄连。红极而纹裂者，燥热入肝也，大承气加柴胡、白芍，甚则加芩、连。坑烂者，湿热入脾也，小承气加芩、连、半夏。白疱者，火气燔灼也浮浅不入血脉，止起白疱，三黄石膏去麻黄。紫疮者，火气郁伏也，解毒汤。红星者即红珠鼓起也，心包火炎也，凉膈散。一种柔嫩如新生，望之似润，而燥涸殆甚者，为妄行汗下，津液竭也，多不治。急宜生脉散合人参三白汤主之。舌痿不能转动者，肝绝，舌忽瘦而长，心绝也。

紫色者，酒后伤寒也。世俗庸愚，往往受寒，不服汤药，用姜、葱、酒发汗，汗未当而酒毒藏于心包，多有此证。有化为湿温者，有化为酒毒者，推其所以，皆由寒气束于大表，酒力不能外行，而内积于胃与包络也。若纯紫，或中间略带白苔而润者，宜葛根汤加石膏。若紫中有红斑，或紫而干黄，紫而短缩，俱宜凉膈散下之。若全紫而干，如煮熟肝者，死肝色也，其证必厥冷，脉必沉滑血脉瘀阻，阳郁不达，此阳极似阴也，急宜当归四逆汤加酒大黄下之再加桃仁，然多不救。当归四逆尚嫌近补，大黄又嫌泄气。此证宜宣散，而化血通脉，使血开气达。大抵深紫而赤者，是阳热酒毒，宜用苦寒解毒。宜重化瘀。若淡紫而带青滑者，是则中肾肝阴证，急宜吴茱萸汤、四逆汤温之。宜兼化瘀。然亦有中心生薄青紫胎，或略带灰黑，而不燥不湿下证复急者，此热邪伤于血分也，犀角地黄汤加酒大黄微利之。红紫二舌，均指舌质言之，固无红胎，亦断无紫胎，其有见紫胎者，必舌面已腐，或微黑胎，与赤红相映而然也。

霉酱色苔舌者，乃夹食伤寒也。食填太阴，郁遏不得发越，久之盦①而成酱色也。其证腹满时痛者，桂枝加枳、朴、橘、半，痛甚加大黄。因冷食不消，加炮姜、厚朴，甚则调胃承气加炮姜下之。如胃气绝，脉结代，唇吊齿燥，下利者死。按：此即沉香色也。总是血瘀气浊所致。

---

① 盦(ān 安)：覆盖。

湿热夹痰，亦常有之，不仅夹食也。

蓝胎色舌者，肝脏纯色也含糊。伤寒日久，屡经汗下，失于调理，致胃气伤极，心火无气，脾土无依，则肺金不生；肝木无制，侮于脾土，故胎色如靛；或兼身生蓝斑，乃心脾肺三脏气绝于内也，必死。如微蓝色，而不甚深，或略见蓝纹者，为木受金伤，脏气未绝，脉不沉涩，而微弦者，可治。此语极有道理，惜欠发明。沉涩者，正气不至，脉形断续不匀也。微弦者，气能至而血阻之，故脉形绷急也。小柴胡加肉桂、炮姜主之。按：常见痫厥，及胃气久痛者，舌体全蓝，此亦瘀血在胃，肝气不舒也。故青黑蓝绛，皆谓之浊，皆涉血分，须辨寒热、燥湿及痰血、宿食、燥屎、症块而治之，总以松动血分为主。舌之证类虽繁，不外八种胎色，撮其大要，亦辨证之一助也。张石顽《伤寒绪论》

温热舌胎辨证篇 出叶天士《温热论》

若三焦不从外解，必致里结，里结于何？阳明胃大肠也。凡人之体，脘在腹上，其位居中。或按之痛，或自痛，或痞胀，当用苦泄，以其入腹近也。必验之于舌。

舌胎或黄或浊，可与小陷胸汤或泻心汤，随证治之。或白不燥，或黄白相兼，或灰白不渴，慎不可遽投苦泄。其中有外邪未解，里先结者，或邪菀未伸，或素属中冷者，虽有脘中痞闷，宜从开泄，宣通气滞，以达归于肺，如近俗杏、蔻、橘、桔等，是轻苦微辛，具流动之品可耳。

再前云或黄或浊，须要有地之黄。若光滑者，乃无形湿热，中有虚象，大忌前法。其脐以上为大腹，或满，或胀，或痛，此必邪已入里矣。表证必无，或十之存一，亦要验于舌。或黄甚，或如沉香色，或老黄色，或中有断纹，皆当下之，如小承气汤加槟榔、青皮、枳实、元明粉、生首乌等。若未现此等舌，不宜用此等法。恐其中有湿聚太阴为满，或寒湿错杂为痛，或气壅为胀，又当以别法治之。

再黄苔不甚厚而滑者，热未伤津，犹可清热透表；若虽薄而干者，邪虽去而津受伤也，苦重之药当禁，宜甘寒轻剂可也。

再论其热传营，舌色必绛。绛，深红色。初传，绛色中兼黄白色，此气分之邪未尽也，泄卫透营，两和可也。纯绛鲜泽者，包络受病也，宜犀角、鲜生地、连翘、郁金、石菖蒲等。延之数日，或平素心虚有痰，外热一陷，里络就闭，非菖蒲、郁金所能开，须用牛黄丸、至宝丹之类，以开其闭，恐其昏厥为痉也。

再色绛而舌中心干者，乃心胃火燔，劫烁津液，即黄连、石膏亦可加入。若烦渴烦热，舌心干，四边色红，中心或黄或白者，此非血分也，乃上焦气热烁津，急用凉膈散散其无形之热，再看其后转变可也，慎勿用血药，以滋腻难散。至舌绛，望之若干，手扪之原有津液，此津亏，湿热熏蒸，将成浊痰，蒙闭心包也。

再有热传营血，其人素有瘀伤宿血在胸膈中，挟热而抟，其舌色必紫而暗，扪之湿，当加入散血之品，如琥珀、丹参、桃仁、丹皮等。不尔，瘀血与热为伍，阻遏正气，遂变如狂、发狂之证。若紫而肿大者，乃酒毒冲心。若紫而干晦者，肾肝色泛也，难治。

舌色绛而上有黏腻似苔非苔者，中挟秽浊之气，芳香逐之。舌绛欲伸出口，而抵齿难骤伸者，痰阻舌根，有内风也。舌绛而光亮，胃阴亡也，急用甘凉濡润之品。若舌绛而干燥者，火邪劫营，凉血清火为要。舌绛而有碎点白黄者，当生疳也；大红点者，热毒乘心也，用黄连、金汁。其有虽绛而不鲜，干枯而痿者，肾阴涸也，急以阿胶、鸡子黄、地黄、天冬等救之，缓则恐涸极而无救也。

其有舌独中心绛干者，此胃热、心营受灼也。当于清胃方中，加入清心之品，否则延及于尖，为津干火盛也，舌尖绛独干，此心火上炎，用导赤散泻其腑。

再舌胎白厚而干燥者，此胃燥气伤也，滋润药中加甘草，含甘守津还之意。舌白而薄者，外感风寒也，当疏散之。若白干薄者，肺津伤也，加麦冬、花露、芦根汁等轻清之品，为上者上之也。若白胎绛底者，湿遏热伏也，当先泄湿透热，防其就干也。勿忧之，再从里透于外，则变润矣。初病舌就干，神不昏者，急加养正透邪之药；若神已昏，此内匮矣，不可救药。

又不拘何色，舌上生芒刺者，皆是上焦热极也，当用青布拭冷薄荷水揩之，即去者轻，旋即生者险矣。

舌胎不燥，自觉闷极者，属脾湿盛也。或有伤痕血迹者，必问曾经搔挖否，不可以有血而便为枯证，仍从湿治可也。再有神情清爽，舌胀大不能出口者，此脾湿胃热，郁极化风，而毒延口也，用大黄磨入当用剂内，则舌胀自消矣。

再舌上白胎黏腻，吐出浊厚涎沫，口必甜味也，为脾瘅病。乃湿热气聚，与谷气相搏，土有余也，盈满则上泛，当用省头草芳香辛散以逐之则退。若舌上苔如碱者，胃中宿滞挟浊秽郁伏，当急急开泄，否则闭结中焦，不能从膜原达出矣。

若舌无苔，而有如烟煤隐隐者，不渴肢寒，知挟阴病。如口渴烦热，平时胃燥舌也，不可攻之。若燥者，甘寒益胃；若润者，甘温扶中。此何故，外露而里无也。

若舌黑而滑者，水来克火，为阴证，当温之。若见短缩，此肾气竭也，为难治。欲救之，加人参、五味子，勉希万一。舌黑而干者，津枯火炽，急急泻南补北。若燥而中心厚瘩者，土燥水竭，急以咸苦下之。

舌淡红无苔者，或干而色不荣者，当是胃津伤，而气无化液也。当用炙甘草汤，不可用寒凉药。

若舌白如粉而滑，四边色紫绛者，温疫病初入膜原，未归胃腑，急急透解，莫待传陷而入，为险恶之病，且见此舌者，病必见凶，须要小心。

【点评】明清时期温病医家深入辨舌，舌诊有了较大发展。周氏在广阅诸家舌诊论述的基础上，选取陶节庵、胡玉海、张石顽、叶天士等伤寒温病大家的经验，辅以己见，对舌诊进行了详细的阐释。值得一提的是，周氏选录舌诊内容时不囿于门户，融汇寒温，且持论中允，不偏不倚，体现了他严谨务实的治学态度。

杂病舌苔辨证篇 仍与伤寒温病相出入

舌之有苔，犹地之有苔。地之苔，湿气上泛而生；舌之苔，脾胃津液上潮而生。故平人舌中，常有浮白苔一层，或浮黄苔一层，夏月湿土司令，苔每较厚而微黄，但不满不板。其脾胃湿热素重者，往往终年有白厚苔，或舌中灰黄，至有病时，脾胃津液为邪所郁，或因泻痢，脾胃气陷，舌反无苔，或比平昔较薄。尝诊寒湿误服凉剂，呃逆不止，身黄似疸，而舌净无苔，脉象右关独见沉细无力，此脾胃气陷之征也。凡水气凌心，胃阳下陷，每忽变无苔，日久即变暗变紫矣。其胃肾津液不足者，舌多赤而无苔，或舌中有红路一条，或舌尖舌边多红点，此平人舌苔之大较也。尝见平人舌心钱大一块光亮淡紫色，但常苦梦遗，无他病也。

若夫有病，则舌必见苔，病藏于中，苔显于外，确凿可凭，毫厘不爽，医家把握，首赖乎此，是不可以不辨。风寒为寒燥之邪，风温为温燥之邪。

风寒初起在表，风温首伤肺经气分，故舌多无苔，即有黄白苔，亦薄而滑，渐次传里，与胃腑糟粕相为抟结，苔方由薄而厚，由白而黄而黑而燥，其象皆板滞不宣。迨下后，苔始化腐，腐者，宣松而不板实之象，由腐而退，渐生浮薄新苔一层，乃为病邪解尽。

其有初起白苔，即燥如白砂者，名曰砂苔。此温燥之邪过重，宜速下之，佐以甘凉救液。亦有苔至黑而不燥者，或黄黑苔中，有一、二条白者，或舌前虽燥，舌根苔白厚者，皆夹湿夹痰饮之故，亦有苔虽黄黑，浇薄①而无地质者，胃阴虚故也。苔有地质与无地质，此虚实之一大关也。尝见有舌根白苔板厚，如水久泡形，而两边现红肉两点者，是下焦寒水盛结，真阳不宣也。

湿为浊邪，兼证最多。风湿伤表，苔多滑白不厚；寒湿伤里，苔多腻白而厚。

暑温、湿温、温疫、温热皆湿土郁蒸之气。冬温，因阳不潜藏，亦湿土郁蒸之余气。数者皆从口鼻吸入肺胃膜原，由里而发。春温为冬伤于寒，寒郁久而化热，寒燥之气，又能搏束津液水饮，伏于膜原，与热混合，亦由里而发。暑湿晚发，名曰伏暑，因夏伤暑湿，伏于膜原，秋日凉燥之气，又从外搏遏在内之暑湿，此由表邪引动里邪而发，暑湿疟疾，亦多由此。是伏邪、时邪皆由里发，即多夹湿，故初起舌上即有白苔，且厚而不薄，腻而不滑，或粗如积粉，或色兼淡黄；迨传胃化火，与糟粕相抟，方由白而黄而黑而燥；其暑温、湿温

---

① 浇薄：不醇厚。

之邪，多黄白混合，似黄似白，或黄腻，或灰黄，而皆不燥。此等舌苔，即有下证，或大便不通不爽。宜熟大黄缓下之，以舌苔不燥，肠中必无燥粪，多似败酱汁，故不宜猛下。此燥邪、湿邪、燥湿混合之邪舌苔之大较也。上石芾南《医原》

　　舌者心之窍，凡病俱现于舌，能辨其色，证自显然。舌尖主心，舌中主脾胃，舌边主肝胆，舌根主肾。假如津液如常，口不燥渴，虽或发热，尚属表证。若舌苔粗白，渐厚而腻，是寒邪入胃，夹浊饮而欲化火也。此时已不辨滋味矣，宜用半夏、藿香。迨厚腻而转黄色，邪已化火也，用半夏、黄芩。若热甚失治，则变黑色，胃火甚也，用石膏、半夏。或黑而燥裂，则去半夏，而纯用石膏、知母、麦冬、花粉之属以润之。至厚苔渐退，而舌底红色者，火灼水亏也，用生地、沙参、麦冬、石斛以养之，此表邪之传里者也。其有脾胃虚寒者，则舌白无苔而润，甚者连唇口面色俱痿白，此或泄泻，或受湿，脾无火力，速宜党参、焦术、木香、茯苓、炙草、干姜、大枣以振之。虚甚欲脱者，加附子、肉桂。若脾热者，舌中苔黄而薄，宜黄芩。心热者，舌尖必赤，甚者起芒刺，宜黄连、麦冬、竹卷心。肝热者，舌边赤或芒刺，宜柴胡，黑山栀。其舌中苔厚而黄者，胃微热也，用石斛、知母、花粉、麦冬之类。若舌中苔厚而黑燥者，胃大热也，必用石膏、知母；如连牙床唇口俱黑，则胃将蒸烂矣，非石膏三、四两，生大黄一两，加粪金汁、人中黄、鲜生地汁、天冬麦冬汁、银花露大剂投之，不能救也。此唯时疫发斑及伤寒症中多有之。尝治一独子，先后用石膏至十四斤余，而斑始透，病始退，此其中全恃识力。再有舌黑而润泽者，此系肾虚，宜六味地黄汤。若满舌红紫色而无苔者，此名绛舌，亦属肾虚，宜生地、熟地、天冬、麦冬等。更有病后绛舌，如镜发亮而光，或舌底嗌干而不饮冷，此肾水亏极，宜大剂六味

地黄汤投之，以救其津液，方不枯涸。上江笔花《医镜》

胎因内热，致脾气闭滞不行，饮食津液停积于内，故胎见于外，若脾气不滞，则饮食运化，津液流通，虽热甚，不必有胎也。吾每诊寒湿内盛者，往往舌不见苔，及服温散之剂，乃渐生白胎，转黄而病始愈矣。舌青，或青紫而冷滑者为寒证。青紫而焦燥。或胀大，或卷缩者，为热证。寒甚亦必卷缩，筋脉得寒而收引也，然必不焦燥，凡舌强硬短缩，而神昏语乱者，不治。亦有痰病，而舌本硬缩，及神昏不语者，当以形证色脉参之。热病，舌本烂，热不止者死。伤寒，阴阳易，舌出数寸者死。按：此乃房劳复，非阴阳易也。上郭元峰《脉如》

附：产妇诊唇舌辨母子生死法

天中发黑色，两颧上发赤色应之者，不出六十日兵死①。若年上发赤色应之者，不出三十日死。若命门上发赤色应之者相法以耳前为命门，两眉之间为命宫，不出百日市死。妇人产死、兵死同。《千金方》

妇人临产，或难产之际，欲知生死吉凶者，但视产妇面青、唇青、舌青，口吐涎沫，大出不可止者，母子俱死也。唇见青色，而舌赤者，母死子活。唇面俱赤如常，独舌青者，子死母活。上巢氏

【点评】产妇辨母子生死法，对当今仍有参考价值。但随着现代妇产科技术的发展，古人所谓"死"，与今天的预后判断不可同日而语，因此对上述论点应活看，不能拘执。

---

① 兵死：死于兵刃。

附：小儿苗窍诊法总论

舌乃心之苗。红紫，心热也；熏黑、心火极也 亦有寒湿；淡白，虚也。

鼻准与牙床乃脾之窍。鼻红燥，脾热也；惨黄，脾败也；牙床红肿，热也；破烂，脾胃火也。

唇乃脾胃之窍。红紫，热也；淡白，虚也；如漆黑者，脾胃将绝也。口右扯，肝风也；左扯，脾之痰也。

鼻孔肺之窍。干燥，热也；流清涕，寒也。

耳与齿乃肾之窍。耳鸣，气不和也；齿如黄豆，肾气绝也。

目乃肝之窍。勇视而睛转者，风也；直视而不转睛者，肝气将绝也。以目分言之，又属五脏之窍。黑珠属肝，纯是黄色，凶症也。白珠属肺，色青，肝风侮肺也；淡黄色，脾有积滞也；老黄色，乃肺受湿热，疸症也。瞳人属肾，无光采，又兼发黄，肾气虚也。大角属大肠，破烂，肺有风也。小角属小肠，破烂，心有热也。上皮属脾，肿，脾伤也。下皮属胃，青色，胃有寒也。上下皮睡合不紧，露一线缝者，脾胃虚极也。

面有五位，五脏各有所属。额属心，离火也。左腮属肝，震木也。右腮属肺，兑金也。唇之上下属肾，坎水也。五脏，里也。六腑，表也。小肠，心之表，小便短黄涩痛，心热也；清长而利，虚也。胃乃脾之表，唇红而吐，胃热也；唇惨白而吐，胃虚也；唇色平常而吐，作伤胃论。大肠，肺之表，闭结，肺有火也；肺无热而便闭，必血枯，不可通下；脱肛，肺虚也。胆乃肝之表，口苦，肝旺也；闻声着吓，肝虚也。亦是心包有痰。每闻声，即四肢惊掣。膀胱、肾之表，居脐下气海之右，有名无形，筋肿筋痛，肾水之寒气入膀胱也。

面有五色，一曰红，红病在心，面红者热。一曰青，青病在肝，面青者痛。一曰黄，黄病在脾，面黄者脾伤。一曰白，白病在肺，面白者寒。一曰黑，黑病在肾，面黑而无润泽，肾气败也。望其色，若异于平日，而苗窍之色，与面色相符，则脏腑虚实，无有不验者矣。苗窍，即《千金方》门户井灶之义，非仅以辨五脏之部位也。

脐风者，风寒由脐入也，发于七日之内。亦有禀于先天者，命火未全，寒从脐下上冲，故均名脐风。风附木则鸣，目乃肝之窍，故两眼角先有黄色。肝邪克脾，鼻准，脾之窍，故准头又有黄色。由脾犯肾，故两唇色黄而口撮。舌强者，肾邪犯心也。初起，吮乳必较前稍松。两眼角，挨眉心处，忽有黄色，宜急治之。黄色到鼻，犹易治也；到人中、承浆，治之稍难。若已见唇口紧束，舌头强直，不必治矣。《集成》辨儿之禀厚者，眼角准头，多见黄色，然先生从亲验得来，决非虚语，禀厚者，面色必赤，其黄深隐，而仍黄中透赤也。脐风者，面色必夭，其黄浮滞也。上夏禹铸《幼科铁镜》

【点评】本段出自清代儿科世医夏鼎所著《幼科铁镜》，夏氏诊治儿科疾患一大特色便是独重望诊，"望、闻、问、切，固医家之不可少一者也，在大方脉则然，而小儿科则惟以望为主"。其望诊又以"望形色、审苗窍"为重中之重，"五脏不可望，惟望五脏之苗与窍"，"小儿病于内必形于外，外者内之著也，望形审窍，自知其病"。小儿语言未通，六脉未全，问无对答，切不可靠，此苗窍诊法，可法可传，周氏特附录于此，切不可草率翻过。

山根之上，有青筋直见，或横见者，俱肝热也。有红筋直见或斜见者，俱心热也。黄筋见于山根，或皮色黄者，不拘横直，均脾胃之证，或吐或泻，或腹痛，或不思食。上陈远公法

囟门凸起者，肝肾肺胃风热湿热也；下陷者，或因先天不足，或因泄利过度，脾肾虚寒气怯也；疾跳或断续无伦次者，气脱也。新增

色诊杂法类

诊毛发法 附眉毫、鼻毫　须、鬓、阴、腋诸毛详前三阳上下气血多少篇，兹不复赘。

肺主身之皮毛。

肾合三焦膀胱。三焦膀胱者，腠理毫毛其应。

五脏伤败，毛悴色夭者，死于脏气所不胜之时也。

手太阴者，行气而温于皮毛者也。故气绝则不荣皮毛，皮毛焦则津液去，皮节爪枯毛折。

手少阴气绝则脉不通，脉不通则血不流，血不流则髦色不泽。

足少阴者，伏行而濡骨髓者也。气绝则骨不濡，肉不能着也。骨肉不相亲则肉软却，故齿长而垢，发无泽。

肾，其华在发，故丈夫八岁肾气实，齿更发长。五八肾气衰，发堕齿枯。以上《内经》

发者血之余也。心与小肠主血，故小肠绝者，发干直如麻，不得曲伸。

小儿病，其头毛皆上逆者死。其发枯黄者，心肾血气俱不足也。以上《脉经》

足厥阴肝脉与督脉会于巅，故勇士之怒，发立上指。平人肝热，其气上冲，头皮一块肿痛，发根为之粗硬而逆起。以下四节新增

平人眉忽生一长毫，异于众毛，拔之三、五日复生者，胆中血热

也。在小儿必生急风。《脉经》曰：胆绝，眉为之倾。

平人鼻中忽生一长毫，粗硬异于众毛者，肺中血热也。拔之三、五日即复生，久不治，即生肺痈发背。夏子益《奇疾方》有鼻生长毫，硬如铁丝，触之其痛彻心，为肺大热也。

发通五脏，而尤切于心肾。故病温疫热毒，及服毒药，与饮酒大醉者，以冷水浸其发。又喉蛾急疗等证，察有赤发者，急拔之，是热血上逆也。

【点评】"肺主皮毛""肾其华在发""发为血之余"，均道出了内脏与体表毛发紧密相连。本节以毛发的变化推测脏腑的病变，是基于"有诸内必形诸外"的整体观思想，同时也说明中医的诊断方法较为细致，亟待进一步继承弘扬和整理提高。

诊鼻法

肾乘心，心先病，肾为应，色皆如是。男子色_{以黑色言}在于面王，为首腹痛_{首腹，大腹}，下为卵痛，其圜直为茎痛，高为本，下为首，狐疝癀阴之属也。女子色在于面王，为膀胱子处之病，散为痛，抟为聚，方圆左右，各如其色形。其随而下至胝_{谓其色连人中为淫。谓伤中淋露也}。有润如膏状_{谓鼻准色黑光浮而明如涂膏者}，为暴食不洁。_{暴食即出不洁，仓公所谓迴风。}其色赤大如榆荚，在面王为不月。《内经》

鼻头色青，腹中痛，苦冷者，死。鼻头色微黑者，有水气；色黄者，胸上有寒；色白者，亡血也。设微赤非时者死。其目正圆者，痉不治。_{此承上句说下，非专论目也。}又色青为痛，色黑为劳，色赤为风，色黄者便难，色鲜明者有留饮。_{末五句非专论鼻色。}仲景

　　黄色见于鼻，干燥如土偶之形，为脾气绝，主死。若如桂花，杂以黑晕，只是脾病，饮食不快，四肢怠惰，妻外家之累。见前

　　鼻头色黑而枯燥者，房劳；黑黄而亮者，有瘀血；赤为肺热。鼻孔干燥，目瞑，漱水不咽者，欲衄也。鼻孔黑如烟煤而燥者，阳毒也。鼻孔煽张者，肺绝也。但煤黑而不煽不喘者，燥热结于大肠也。黄黑枯槁，为脾火津涸。大便燥结，鼻塞浊涕者，风热也。鼻孔冷滑而黑者，阴毒也。鼻头汗出如珠，为心脾痛极。石顽《医通》

　　按：前《千金》五色入门户井灶篇已见者，兹不复具。览者宜互观之。

　　【点评】鼻，即狭义之明堂，《素问·疏五过论》言："奇恒五中，决以明堂，审于始终，可以横行"。《灵枢·五阅五使》曰："脉出于气口，色见于明堂"。可见鼻之于色诊的意义之重要程度相当于气口之于脉诊，同时鼻与寸口同样具有诊候五脏六腑的特性。"五色之见于明堂，以观五脏之气"，但因鼻部脏腑分候中鼻头处与脾相对应，故鼻色诊对脾病的诊断价值尤为突出。

诊人中法

　　足太阴气绝，则脉不荣肌肉，舌萎，人中满。人中满，则唇反，肉先死也。甲笃乙死。《内经》

　　病人鼻下平者，胃病也；微赤者，病发痈；微黑者，有热；青者，有寒；白者不治。凡急痛暴厥，人中青者，为血实，宜决之。《脉经》

　　凡中风，鼻下赤黑相兼，吐沫而身直者，七日死。

　　按：人中内应脾胃，下应膀胱子户。凡人胃中与前阴，病湿热腐烂，或瘀血凝积作痛者，往往人中见赤颗小粟疮，或常见黑斑，如烟煤晦暗者，知其气络有相应也。

下痢，脐下忽大痛，人中黑色者死。按：此寒中于命门，而胞中之血死也。丹溪

【点评】人中诊法少为人所重视。"人中"一词，首见于《灵枢·师传》："唇厚，人中长，以候小肠。"《灵枢·五色》篇有"面王以下者，膀胱子处也"之说。景岳注云："面王以下者，人中也，是为膀胱子处之应。子处，子宫也。"周氏有感此人中望诊法对妇人生殖系统疾患的预防、诊断和治疗有一定实用价值，特录于此，值得一读，以备临证。

诊唇法

脾之华，在唇四白，其五色之诊与面色同，而唇皮薄色显，尤为易见。其专诊列下。

唇色青黄赤白黑者，病在肌肉。《内经》

唇焦干燥裂为脾热，唇赤肿为胃湿热，鲜红为火盛，淡白为气虚，淡而四绕起白晕为亡血，青黑为寒。为血死。石顽《医通》

唇黑者胃先病，微燥而渴者可治，不渴者不可治。渴为津耗血滞，不渴为气脱血死也。仲景　下二节同

唇下内有疮如粟名狐，虫蚀其肛。唇上内有疮如粟名惑，虫蚀其咽一作脏。按：凡腹痛喜渴，面有白斑如钱大，或唇色淡白，而中有红点者，其为肠胃有虫啮血无疑矣。

唇吻反青，四肢漐习者，肝绝。环口青黧，柔汗发黄者，脾绝。鼻黑唇肿者，肺败。厥而唇青肢冷者，为入脏即死。

凡下痢病剧而唇如朱红者死。按：凡脱血病，皆以此例决之。丹溪

凡口唇，关手足阳明肠胃二经，又关手足太阴脾肺二脏。故验唇

色红润，里未有热，但宜辛温散表；唇色枯干，里已有热，宜清里；唇色焦黑，烦渴消水，里热已极，当用凉膈散等。又有谵语发狂、唇色干焦，服寒凉而热不减，此食滞中焦，胃气蕴蓄，发黄发热，是以服寒凉则食滞不消，用辛散则又助里热，宜以保和散冲竹沥、萝菔汁，或栀子豆豉汤加枳实治之。上唇，属肺与大肠，若焦而消渴饮水，热在上，主肺；若焦而不消渴饮水，热在下，主大肠有燥粪。下唇，属脾与胃，若焦而消渴饮水，热在阳明胃；若焦而不消渴饮水，热在太阴脾。夫里热唇焦、食滞唇焦、积热伏于血分而唇焦，惟以渴不渴，消水不消水别之。又有食滞已久，蒸酿发热，亦能作渴消水，又当参以脉象。若脉滑大不数，食未蒸热，口亦不渴；若滑大沉数，食已蒸热，口亦作渴。故凡谵语发狂，脉滑不数，渴不消水者，亦以食滞治之。若以寒凉抑遏，则谵狂益盛，甚且口噤不语也。秦皇士《伤寒大白》

项肿如匏①，按之热痛，目赤如血，而足冷便泄，人事清明，六脉细数，右手尤软，略按即空。沈尧封曰：此虚阳上攻也。唇上黑痕一条如干焦状，舌苔白如敷粉，舌尖亦白，不赤，是皆虚寒确据，况便泻足冷脉濡，断非风火，若是风火，必痞闷烦热，燥渴不安，岂有外肿如此，而内里安贴如平人者乎。

案按：按此即喻氏浊阴从胸上入，即咽喉肿痹，舌胀睛突；从背上入，即颈项粗大，头项若冰，浑身青紫而死之类也。末句辨症尤为精切不易。最眩人者，在热痛目赤，若非此者，虽足冷便泻脉濡而空，犹未能决为真寒也。又按：近日吸洋烟者，唇色多紫黯，以其胃中血气浊恶也。所以然者，肺气不清，而燥化胜也。

【点评】周氏所处的晚清时期，洋烟严重危害国民生命与健

① 匏（páo 袍）：匏瓜，一年生攀缘草本植物，葫芦的变种。果实老熟后对半剖开，可做瓢。

康，腐蚀国民精神。道光年间在林则徐禁烟运动的带动下，大批中医名家各抒己见，研究创制出各种戒烟药。周氏在其另一部著作《脉义简摩》中系统地描述了洋烟的性味、功用，洋烟成瘾后的病证机理及临床表现，并在前人研究的基础上，提出戒烟方法的新见解，认为不可先用补药，而当先洗烟毒，再行补益。其法颇具启发意义，结合古人的戒烟经验，将中医传统戒烟方药加以研究利用，或对现代戒毒工作有所帮助。

诊齿法

热病，肾绝，齿黄落，色如熟小豆，或齿忽变黑者死。久病龈肉软却；齿长而垢，或齿光无垢者死。<small>此所谓大骨枯槁也。</small>口开，前板齿燥者，伤暑也。<small>《脉经》</small>

齿龈无色，舌上尽白，唇里有疮者，蜃也。<small>按：即狐惑也。出巢氏</small>

温热病，看舌之后，亦须验齿。齿为肾之余，龈为胃之络。热邪不燥胃津，必耗肾液，且二经之血，皆走其地，病深动血，结瓣于上。阳血者，色必紫，紫如干漆。阴血者，色必黄，黄如酱瓣。阳血若见，安胃为主。阴血若见，救肾为要。然豆瓣色者，多险，若证还不逆者，尚可治，否则，难为矣。何以故耶？盖阴下竭，阳上厥也。

齿若光燥如石者，胃热甚也，若无汗恶寒，卫偏胜也，辛凉泄卫，透汗为要。若如枯骨色者，肾液枯也。若上半截润<small>靠根半截</small>，水不上承，心火上炎也，急急清心救水，俟枯处转润为妥。<small>此必充发水中真气，方能有效，非仅甘润凉降所能为也。</small>

若咬牙啮齿者，湿热化风痉病。但咬牙者，胃热气走其络也。若咬牙而脉证皆衰者，胃虚无谷以内荣，亦咬牙也。何以故耶？虚则喜实也。舌本不缩而硬，而牙关咬定难开者，此非风痰阻络，即欲作痉证，用酸物擦之即开，木来泄土故也。风能化燥，酸即生津。

若齿垢如灰糕样者，胃气无权，津亡，湿浊用事，多死。而初病齿缝流清血，痛者，胃火冲激也；不痛者，龙火内燔也。总是悍气，窜入血道。齿焦无垢者，死；齿焦有垢者，肾热胃劫也，当微下之，或玉女煎，清胃救肾可也。《温热论》

齿根于冲督之脉，故小儿齿出迟者，以鹿茸、肉苁蓉服之。凡小儿齿出偏斜稀疏者，阳明本气不足也。齿色枯白者，血虚也。齿色黄暗，或带黑，或片片脱下者，面色青黄，此腹中有久冷积，太阳阳明之阳气受困，累及于冲督也。落齿后，久不出者，肾与督虚也，必重以鹿茸，加补冲督药，否则出必偏斜稀疏，甚者，不久复碎落也。俗每以为血热，殊不知是虚冷久积，血不流通，内蓄虚火也。若有虫者是湿热，亦因胃有积滞；若不虚冷，则面色自红润，不惨黯也。

诊耳法

肾气通于耳。肾和，则耳能知五音矣。又心开窍于耳，耳藏精于心。《内经》

少阳之经入于耳，故伤寒以耳聋时眩欲呕，脉弦细数者，为少阳经病，是热菀津耗，三焦气结，不升降也。

耳中策策痛，而耳轮黄者，病名黄耳，类伤寒也。风入于肾，卒然发热恶寒，脊强背急如痉状。《医通》　按：湿热下结于肾也。

耳叶焦枯，如受尘垢者，病在骨。《内经》

诊爪甲法

肝之华在爪，爪为筋之余。《内经》

肝热者，色苍而爪枯。肝绝者，爪甲青而怒骂不休。《内经》《脉经》

肝应爪，爪厚色黄者色谓爪下血色，胆厚；爪薄色红者，胆薄。爪坚色青者，胆急；爪濡色赤者，胆缓。爪直色白、无约者，胆直；爪恶色黑多纹者，胆结也。《内经》

身黄、目黄、爪甲黄者，疸也。爪甲青者，厥也。《内经》《脉经》

手太阴气绝，爪枯毛折。《内经》

循衣撮空，心虚败证也。若执持有力者，内实也，宜清之泄之。石顽

按：爪内应筋，爪之枯润，可以占津液之虚实也。至于爪下之血色，亦与面色同法。按之不散，与散而久不复聚者，血死之征也。

按法

凡痛，按之痛剧者，血实也；按之痛止者，气虚血燥也；按之痛减，而中有一点不快者，虚中挟实也。内痛外快为内实外虚，外痛内快为外实内虚也。按之不可得者，阴痹也；按之酸疼者，寒湿在筋也。石顽

凡按之，其血不散，与散而久不复聚者，血已死也；散而聚之速者，热也；聚之迟者，气滞与寒湿也。新增

水胀者，足胫肿，腹乃大，以手按其腹，随手而起，如裹水之状。肤胀者，风寒客于皮肤，荃然而不坚，腹大身尽肿，按其腹，窅

而不起，腹色不变。鼓胀者，腹胀身大，与肤胀等，色苍黄，腹筋起也。筋即脉也。血与水相杂，而汁变坏也。《内经》

风湿相搏，骨节烦疼，不得屈伸，近之则痛剧，汗出短气恶风，或身微肿者，甘草附子汤主之。近见一病，饮食倍增，身肤加肥，惟骨节皮肤疼痛不能转侧，其皮肤虽以一指轻点之，亦即痛剧不可耐矣，即此病也。仲景

凡身热，按之皮毛之分而热重，按久之不热者，热在表、在肺，又为劳倦之虚热也。以热之微甚分虚实。按至肌肉血脉之分而热轻，重按之俱不见者，热在中焦、在心脾、在血分，邪已入里也。按至筋骨之分而热者，为阴虚骨蒸，与湿热深入骨髓也。热病内陷于骨者，为肝肾阴绝也。东垣

肌之滑涩，以征津液之盛衰；理之疏密，以征营卫之强弱；肉之坚㓉①，以征胃气之虚实；筋之粗细，以征肝血之充馁；骨之大小，以征肾气之勇怯；爪之刚柔，以征胆液之清浊；指之肥瘦，以征经气之荣枯；掌之厚薄，以征脏气之丰歉；尺之寒热，以征表里之阴阳。论疾诊尺篇，论之详矣。前卷形诊中，生形病形诸篇，多有以摩按得之者，不复琐具，可互观也。

嗅法

人病尸臭不可近者死。《脉经》

口气重者，胃热盛也，阳气尚充，其病虽剧，可治。

汗出稠黏，有腥膻气，或色黄者，风湿久蕴于皮肤，津液为之蒸变也，风湿、湿温、热病失汗者，多有之。

---

① 㓉（ruǎn 软）：古同"软"。

唾腥，吐涎沫者，将为肺痈也。唾脓血腥腐者，肺痈已成也。肺伤风热，痰多臭气，如腐脓状；肺内自热，痰多腥气，如啖生豆状。一宜凉散，一宜清降也。

小便臊甚者，心与膀胱热盛也。不禁而不臊者，火败也。

大便色坏，无粪气者，大肠气绝胃败也。小儿粪有酸气者，停滞也。

病患后气极臭者，为胃有停食，肠有宿粪，为内实，易治；若不臭者，在平人为气滞；病剧而出多，连连不止者，为气虚下陷，恐将脱也。以上新订参各家

闻法

角音人者，主肝声也。肝声呼，其音琴，其志怒，其经足厥阴。厥逆少阳，则荣卫不通，阴阳交杂，阴气外伤，阳气内击，击则寒，寒则虚，虚则卒然暗哑不声，此为厉风入肝，续命汤主之。但踞坐，不得低头，面目青黑，四肢缓弱，遗失便利，甚则不可治。赊则旬月之间，桂枝酒主之。若其人呼而哭，哭而反吟，此为金克木，阴击阳，阴气起而阳气伏，伏则实，实则热，热则喘，喘则逆，逆则闷，闷则恐畏，目视不明，语声切急，谬说有人，此为邪热伤肝，甚则不可治；若唇色虽青，向眼不应，可治。地黄煎主之。

按：厉风者，清燥之气，即天地肃杀之气也，西医谓之消耗之气，使人阳气消索，津液枯结，血汁败坏，神明破散也。

若其人本来少于悲恚，忽尔嗔怒，出言反常，乍宽乍急，言未竟，以手向眼，如有所畏，虽不即病，祸必至矣。此肝病声之候也。

征音人者，主心声也。心声笑，其音笙，其志喜，其经手少阴，

厥逆太阳，则荣卫不通，阴阳反错，阳气外击，阴气内伤，伤则寒，寒则虚，虚则惊掣心悸，定心汤主之。语声前宽后急，后声不续，前混后浊，口喝，冒昧好自笑，此为厉风入心，荆沥汤主之。若其人笑而呻，呻而反忧《中藏经》作笑不待伸而复忧，此为水克火，阴击阳，阴起而阳伏。伏则实，实则伤热，热则狂，闷乱冒昧，言多谬误，不可采听。此心已伤。若唇口正赤，可疗；其青黄白黑，不可疗也。

若其人本来心性和雅，而忽弊急反常，或言未竟便住，以手剔脚爪，此人必死。祸虽未及，名曰行尸。此心病声之候也。

宫音人者，主脾声也，脾声歌，其音鼓，其志愁，其经足太阴。厥逆阳明，则荣卫不通，阴阳翻祚，阳气内击，阴气外伤，伤则寒，寒则虚，虚则举体消瘦，语音沉涩，如破鼓之声，舌强不转，而好咽唾，口噤唇黑，四肢不举，身重如山，便利无度，甚者不可治，依源麻黄汤主之。若其人言声忧惧，舌本卷缩，此是木克土，阳击阴，阴气伏，阳气起，起则实，实则热，热则闷乱，体重不能转侧，语声拖声，气深不转而心急，此为邪热伤脾，甚则不可治；若唇虽萎黄，语音若转，可治。

若其人本来少于嗔怒，而忽反常，瞋喜无度，正言而鼻笑，不答于人，此脾病声之候也，不盈旬月，祸必至矣。

商音人者，主肺声也。肺声哭，其音磬，其志乐，其经手太阴。厥逆阳明，则荣卫不通，阴阳反祚，阳气内击，阴气外伤，伤则寒，寒则虚，虚则厉风所中，嘘吸战掉，语声嘶塞而散下，气息短惫，四肢僻弱，面色青萉，遗失便利，甚则不可治，依源麻黄续命汤主之。若言音喘急，短气好唾，此为火克金，阳击阴，阴气沉，阳气升，升则实，实则热，热则狂，狂则闭眼悖言，非常所说，口赤而张，饮无时度，此热伤肺，肺化为血，不治；若面赤而鼻不欹①，可治也。

若其人本来语声雄烈，忽尔不亮，拖气用力方得出言，而反于常，人呼共语，直视不应，虽曰未病，势当不久。此肺病声之候也。

羽音人者，主肾声也。肾声呻，其音瑟，其志恐，其经足少阴。厥逆太阳，则荣卫不通，阴阳反祚，阳气内伏，阴气外升，升则寒，寒则虚，虚则厉风所伤，语言蹇吃不转，偏枯，脚偏跛蹇。若在左则左肾伤，在右则右肾伤，其偏枯分体，从鼻而分，半边至脚，缓弱不遂，口亦欹，语声混浊，便利仰人，耳偏聋塞，腰背相引，甚则不可治，肾沥汤主之。若呻而好恚，恚而善忘，恍惚有所思，此为土克水，阳击阴，阴气伏而阳气起，起则热，热则实，实则怒，怒则忘，耳听无闻，四肢满急，小便赤黄，言音口动而不出，笑而看人，此为邪热伤肾，甚则不可治，若面黑黄耳不应，亦可治。

若其人本来不吃，忽然謇吃，而好嗔怒，反于常性，此肾已伤，虽未发觉，已是其候，见人未言，而前开口笑，还闭口不声，举手叉腹，此肾病声之候也。《千金方》

心为噫，肺为咳，肝为语，脾为吞，肾为欠、为嚏，胃为气逆、为哕。

五脏者中之守也，中盛脏满、气盛伤恐者，声如从室中言，是中气之湿也。言而微，终日乃复言者，此夺气也。衣被不敛，言语善恶不避亲疏者，此神明之乱也。

不得卧而息有音者，是阳明之逆也。起居如常而息有音者，此肺之络脉逆也。不得卧，卧则喘者，水也。不能正偃，正偃则咳者，风水也。胃中不安，气上迫肺故也。《内经》

———————————

① 欹（qī 七）：倾斜。

语声寂寂然喜惊呼者，骨节间病。语声暗暗然不彻者，心膈间病。语声啾啾然细而长者，头中病。息摇肩者，胸中坚。息引胸中上气者，咳。息张口短气者，肺痿，当唾涎沫，吸而微数，其病在中焦实也，下之则愈虚者，不治。在上焦者其吸促，在下焦者其吸远，此皆难治。呼吸动摇振振者，不治。病并当作痛。

平人无寒热、短气不足以息者，实也。

师持脉病人呻者，痛也。摇头言者，里痛也。言迟者，风也。风温为病，鼻息必鼾，语言难出。

病深者其声哕。此肾气之失根也，其声必微。哕乃干呕呃噫之通名，不必苦为分明也。

胃中虚冷不能食者，饮水则哕。胃气下行，以降为顺，虚则力不能降而气逆矣，是肾败之渐也。

伤寒潮热，时时哕者，与小柴胡汤。哕而腹满者，视其前后，何部不利，利之则愈。此皆热结内实而气上逆也。

湿家下之早则哕，此丹田有热，胸上有寒。此暖气在下，寒闭于上，冲激而然也，亦有痰闭而然者。仲景

经曰：虚则郑声。郑声者，邪音也，谓声重而转，失其本音也。凡汗下后，或久病气虚者，往往语声中变，是正气怯而音不能圆满也。故《素问》曰：气虚者言无常也。《灵枢》曰：五脏使五色修明而声章。声章者，言声与平生异也。

谵语者，言语谬妄，非常所见也，邪热乱其神明故也。胃中热浊上蒸包络。有燥屎，有瘀血，有凝痰，有血热，热入血室，皆有余之证，下之清之而愈，宜养津液、疏心包络。若亡阳谵语，为神离其舍，喃喃一二句，断续不匀，是汗多，津液无以养其心也。初起可治，急滋心阴，稍久延，即不治矣。仲景曰：身热脉浮大者生，逆冷脉沉细

者，不过一日死。又曰直视谵语喘满者死。又曰循衣撮空，直视谵语，脉弦者生，涩者死。《内经》评热论曰：狂言者是失志，失志者死，此之谓也。脉弦者，内实也，脉涩者，内虚也。

出言懒怯，先轻后重，此内伤中气也；出言壮厉，先重后轻，是外感邪盛也。攒眉呻吟，苦头痛也。诊时吁者，郁结也。形羸声哑，痨瘵之不治者，咽中有肺花疮也。暴哑者，风痰伏火或暴怒叫喊所致也。面起浮光，久哑，无外邪实证者，心衰肺痿，所谓声嘶血败，久病不治也。独言独语，首尾不续，思虑伤神也。新病闻呃，非火即寒，久病闻呃，胃气欲绝也。大抵声音清亮，不异于平时者，为吉。

咳声清脆者，燥热也；紧闷者，寒湿也；续续片刻不止者，风也。日甚者，风也；夜甚者，水也。天明咳甚者，胃有宿食，寒湿在大肠也。

听声之法，岂徒以五音决五脏之病哉？须将患人之语言声音，轻重长短，有神无神，与病家来请之语，及一切旁观物议，皆当审听，入耳注心，斯乃尽闻之道也。上参各家。

【点评】本书以望诊为主，故将按、闻、嗅等法录于附篇。闻诊由于难以言传，故历代论述甚少。周氏提出"须将患人之语言声音，轻重长短，有神无神，与病家来请之语，及一切旁观物议，皆当审听，入耳注心，斯乃尽闻之道也"。认为闻诊除闻患者所发声音外，还须留意旁人的言语议论，方可全面把握病情。

问法

一问寒热二问汗，三问头身四问便，五问饮食六问胸，七聋八渴

俱当辨。景岳八问

凡诊病必先问是何人，或男或女，或老或幼，或婢妾僮仆，问而不答，必是耳聋，须询其左右，平素何如，否则病久，或汗下所致。诊妇人，必先问月信何如，寡妇气血凝涩，两尺多滑，不可误以为胎，室女亦有之。

世道不古，以问为末，抱病不惟不言，虽再三询叩，终亦不告，反诋医拙，甚至有隐疾困医者，医固为所困矣，身不亦为医所困乎？虽然为医者，亦须贵乎有学，大率诊视已毕，不可便指病名，发言率易，须从所得脉象说起，广引经说，以为证据。渐渐说归病证，务要精当确实，不可支离狂妄，说证已毕，然后徐徐问其所苦，或论说未尽，患者已一一详告，却以彼所说，校吾所诊，或同或异，而折衷之。如此，则彼我之间，交相符契，必收全功。汪石山

按：医者当问之事甚多，必须诊得脉真，然后从脉上理路问去，方得就绪。若海概问之，庸有当乎，无怪令人相轻也。《内经》曰：明知逆顺，正行无问。又曰：谨熟阴阳，无与众谋。是又有以问为戒者，盖病家所答，往往依违影响，未可尽信也。若不能明知与谨熟也，而徒以不问为高，虽告之而反厌弃焉，忽视人命，其罪又当何如耶？

【点评】张景岳《十问歌》备受历代医家推崇，周氏在问诊篇首列此歌，足见其重视程度。但周氏同时提出问诊不用固守成法，强遵流程，当因人而异，灵活变通，如"诊妇人，必先问月信何如"。周氏还强调医者当心有主见，不可为一些欠准确的主观描述所迷惑，"病家所答，往往依违影响，未可尽信"。问诊乃医家与病家间的直接对话，若处置得当，不但可全面把握病

情，更可获患者信任，或收药半功倍之效；若是"海概问之"或为病家对答所误导，轻则令人相轻，重则贻误病情。可见问诊须得谨慎对待，如今吾辈行医，也当如此。